实用小儿推拿 全彩图解

朱坤福 祝蕾 编著

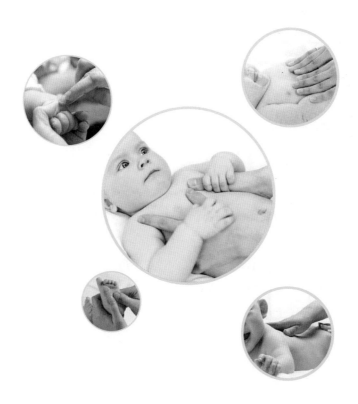

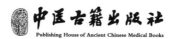
中医古籍出版社
Publishing House of Ancient Chinese Medical Books

图书在版编目（CIP）数据

实用小儿推拿全彩图解 / 朱坤福，祝蕾编著 . -- 北京：
中医古籍出版社 , 2019.7

ISBN 978-7-5152-1854-0

Ⅰ . ①实… Ⅱ . ①朱… Ⅲ . ①小儿疾病—推拿—图解
Ⅳ . ① R244.15-64

中国版本图书馆 CIP 数据核字（2018）第 296010 号

实用小儿推拿全彩图解

编　　著：朱坤福　祝蕾

责任编辑：焦浩英

出版发行：中医古籍出版社

社　　址：北京市东直门内南小街 16 号（100700）

印　　刷：济南新先锋彩印有限公司

经　　销：新华书店

开　　本：710mm×1000mm　1/16

印　　张：17.5

字　　数：308 千字

版　　次：2019 年 7 月第 1 版　　2019 年 7 月第 1 次印刷

书　　号：ISBN 978-7-5152-1854-0

定　　价：69.00 元

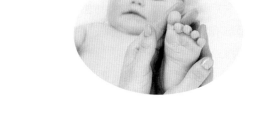

天真活泼的孩子是祖国的花朵、家庭的希望，做家长的都十分关心孩子的健康成长，而生活在大自然中的孩子，也难免会受到致病因素的影响，得一些小病小灾。

大家知道，有病去医院是人之常情，而现在，随着人们科学文化水平的不断提高，医药卫生知识得到了广泛的普及，有些常见疾病不用去医院，在家里就能为病人治疗，其中，小儿推拿法就是我们身边既实用又容易掌握的一种治疗方法。

小儿推拿是在明清时期形成独特体系的一门临床医学，又称小儿按摩，是推拿疗法中一个重要的组成部分，也是祖国医学宝库中的一块瑰宝。它建立在祖国医学整体观念基础上，以阴阳五行、藏府经络、营卫气血等学说为理论指导，运用各种手法刺激穴位，通经络、和营卫、行气血，以调整机体的偏盛偏衰，促进机体的自然抗病能力，达到治病和防病的目的。小儿推拿疗法不仅能使孩子免受服药之苦，而且没有副作用，同时还能产生良好的治疗效果，易为患儿所接受。

据记载，用推拿治疗小儿疾病在我国已有一千多年的历史。相传，晋朝医家葛洪在其著作《肘后备急方》中就形象地描述了"捏脊法"："拈取脊骨皮，深取痛引之，从龟尾至顶而止，未愈更为之。"唐代医家孙思邈在其著《千金要方》和《千金翼方》中记有"治少小新生肌肤幼弱，善为风邪所中，身体壮热，或中大风，手足惊掣，五物甘草摩膏方……小儿虽无病，早起常以膏摩囟上，手足心……"等等。古人很多小儿推拿的有效经验，至今仍一直沿用于民间。

有些人认为，小儿是成人的雏形，这是不对的。小儿在中医学生理上有"藏府娇嫩，形气未充；生机蓬勃，发育迅速"的特点，而在病理上又有"发病容易，传变迅速；藏气清灵，易趋康复"的特点，所以在小儿推拿操作时应区别于成人。首先是小儿有些主要穴位不同于成人，从形状上看，小儿的穴位呈线状和面状，也有的呈点状，如三关、板门、老龙穴。再从穴位分布讲，它又多集中在前臂和两手，所以，中医又有"小儿百脉汇于两掌"的说法。由于这些穴位上的特点，给临床治疗带来了很多方便，如在严寒的冬天也可在患儿头面及两手部穴位操作，免除脱衣的不便，而能收到较好的效果。

在手法的称谓方面，小儿推拿疗法也有与成人不同的地方。例如，"清""退"和"运"就是小儿推拿疗法中的称谓，它们与治疗中的补泻有关。其中"清""退"主要是指泻法；"运"有时指补，有时指泻，取决于推拿的穴位、方向。因此，理解和使用这些称谓应与穴位结合起来，这样才有实际意义。如"清肺经"，主要指按揉手法以强刺激为主，以患儿能忍受为宜；"运内八卦"，是指用指腹按揉内八卦；另外"补大肠""补脾经"是指用轻柔的手法按揉大肠、脾经穴位。

另外，小儿推拿疗法在手法用力和动作频率上应轻快、着实，用力不宜过大，以免摩擦力过强破坏皮肤。实际操作时，可以用少许滑石粉、葱姜水涂在推拿的皮肤上，然后再做手法，这样既可以减少手法对皮肤的磨损，同时又可佐助药物的渗透，增加治疗效果。

每个手法和每个穴位的操作次数（或时间）都有一定的规定，所谓"推有定数"，其操作顺序也有一定的规律。手法方面，一般以推法、揉法次数多，摩法时间长，掐法则重、快、少；对于掐、拿、捏等较强刺激手法，一般是放在最后操作，以免刺激过强，造成小儿哭闹，影响后面操作治疗。穴位方面，其次数（或时间）主要是根据具体穴位而定，同时还要看患儿病情轻重、年龄大小、体质强弱而有所增减；在先后顺序上，一般是先头面，次上肢，再胸腹、腰背，最后是下肢，亦有根据病情缓急、取穴主次或患儿体位而定，可以灵活掌握。

推拿后要让小儿休息一会儿，避一避风，特别是发汗后的小儿更应注意。对手法次数和时间不要过分拘泥，应根据小儿年龄、性别、体质来定，但一般初生儿推拿穴位时间约在 0.3 ~ 3 分钟，3 ~ 6 个月的小儿为 1 ~ 4 分钟，5 ~ 7 个月的小儿约 1 ~ 5 分钟，手法操作的快慢，每分钟一般在 200 次左右。

小儿推拿一般多适用于 5 岁以下的小儿，实践证明，小儿越小，机体反应的能力越强，治疗效果也就越好；反之，对大一些的孩子，应按年龄适当增加按摩的次数和时间，同样有疗效。如对小儿推拿掌握的得法，就能做到《小儿推拿广义》中说的那样："其去轻病，如汤之泼雪，其去重病，如笤之拂尘，渐次亦净。"

有些家长对古人讲的"推拿一道，真能造化夺天工"感到高深莫测，难于掌握，俗话说："世上无难事，只怕有心人。"只要努力学习，并不太难。学会了小儿推拿这门本领，遇到有些常见病，即使不用针药，仅用我们的一双手就能治疗，如小儿消化不良、腹泻、感冒、遗尿等病。然而对一些病情严重的小儿，采用推拿治疗不能应急时，应立即送医院救治，避免在家中延误治疗时机。

朱坤福

2019 年 6 月于燕贻堂

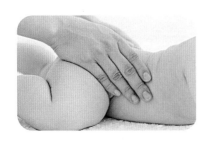

目录

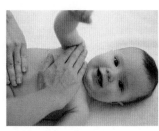
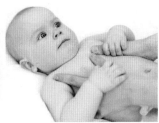
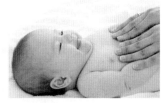

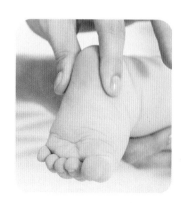

第一章
掌握儿推基本知识，做宝宝的保健医

　　小儿推拿不同于成人，它主要是适应小儿生理病理特点发展起来的一种中医外治法。小儿从出生到长大成人，都处在不断的生长发育中。在小儿成长的不同阶段，其生理、病理以及诊断、治疗等各个方面都有阶段性的特点，与成人有所不同，且呈现"年龄越小，特点越明显"的特征。因此掌握这些基本知识，对于小儿的健康成长以及小儿疾病的防治均有极其重要的意义。

第一节　你知道自家宝宝的这些特点吗

宝宝从出生到成人，始终处于不断生长发育的过程中，年龄越小，生长发育越快。不管是在形体、生理方面，还是在病因、病理以及其他方面，都与成人有所不同，因此，不能简单地将宝宝看成是成人的缩影。关于宝宝的生理、病理、病因特点，历代医家论述很多，可以归纳为：在生理方面，主要表现为藏府娇嫩，形气未充；生机蓬勃，发育迅速。在病理方面，主要表现为发病容易，传变迅速；藏气清灵，易趋康复。在病因方面，主要表现为外感、食伤、先天因素居多。掌握这些特点，对于指导宝宝保健和疾病诊治，都具有重要的意义。

一、宝宝的生理特点

宝宝从初离母体到成年，有如草木之嫩芽，旭日之初生，处在不断的生长发育过程中，其身体的各种组织器官、各种活动功能都处于一种未成熟的状态。其最大的特点是阴阳平衡极不稳定，主要表现在两个方面：一是藏府娇嫩，形气未充；二是生机蓬勃，发育迅速。

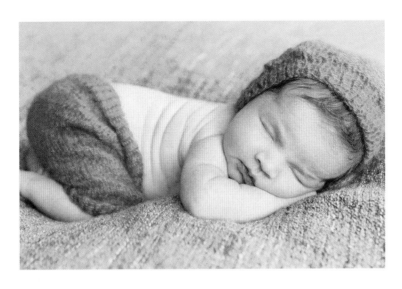

1. 藏府娇嫩，形气未充：藏府是指五藏六府，娇是指娇气，不耐寒暑，嫩是指嫩弱，形是指形体结构，气是指生理功能活动，充是指充实。就是说宝宝出生

后机体各藏府器官发育不完全，气血功能尚未完善，非常柔弱。具体表现在肌肤柔嫩、脾胃薄弱、肾气未固、神气怯弱、筋骨未坚等方面，三岁以下的婴幼儿表现尤为突出。古代医家以"宝宝纯阳之体"和"稚阴稚阳"来概括宝宝的生理特点。

2. 生机蓬勃，发育迅速：宝宝时期机体各组织器官的形态发育和气化功能都很稚弱而不够成熟、不够完善，年龄越幼，其生长发育也愈快，古代医家把宝宝这一生理现象比喻为"纯阳"。所谓"纯阳"，是指宝宝三岁以下禀受父母先天之气，真元未耗，其生长力旺盛，因此机体对水谷精气的需要比成人相对迫切。从藏府娇嫩生理特点的表现来说，五藏六府的形气皆属不足，其中以"肺常不足""脾常不足""肾常虚"尤为突出，而"心常有余""肝常有余"。

二、宝宝的病理特点

宝宝的病理特点主要表现为发病容易，变化迅速，易于康复。宝宝"稚阴稚阳"的生理特性，决定了宝宝易于感触、易于传变的病理特点。

1. 易于发病，易于传变：由于宝宝藏府娇嫩，形气未充，体质较脆弱，功能未健全，因而对疾病的抵抗能力较差，加上寒暖不能自调，饮食不知自节，因此外易为六淫所侵，内易为饮食所伤，肺脾两藏尤易患病，常见伤风感冒和消化不良、腹泻等。而发病后传变迅速，如外邪侵袭，以风寒、风热最多，极易由寒化热，由热化火，闭塞肺气，或逆传心包，宝宝对突然发生的强烈刺激往往不能忍受而容易出现惊厥。在先天禀赋不足或后天喂养失调等因素下，常可引起发育障碍，出现解颅、五迟、五软、智力不足等病态。

2. 易虚易实，易寒易热：在宝宝疾病的发展与转归过程中，寒热虚实的转化比成人快。宝宝病情变化迅速，具体表现为易虚易实，易寒易热，若调治不当，护理失宜，病情容易由轻变重，由重转危，一日之内即可由实热证转变为虚寒证（正虚暴脱）。

3. 藏府清灵，易趋康复：由于宝宝生机蓬勃，精力充沛，组织再生和修复能力旺盛，病因单纯，不受七情影响。患病后，如诊断正确，治疗得法，护理适宜，则病情可由重转轻，容易治愈而很快恢复健康。

三、宝宝的病因特点

宝宝发病的病因与成人大致相同，但由于宝宝具有自身的生理特点，因此宝宝对不同病因致病的情况和易感程度均与成人有明显的不同。宝宝病因，以外感、食伤及先天因素居多，情志、意外和其他因素也需要注意。而在宝宝自身群体中，不同年龄对不同病因的易感程度也不尽相同，例如，年龄越小对六淫邪气的易感程度越高，因乳食而伤的情况亦越多。

1. 外感因素：外感六淫邪气与疫疠之气，都易伤害宝宝而致病。

六淫邪气，即风、寒、暑、湿、燥、火六种外感病邪。在正常情况下，风、寒、暑、湿、燥、火是自然界六种不同的气候变化，称为"六气"。当"六气"发生不及或太过，非其时而有其气，就成为导致人体患病的原因，称为"六淫"。因为宝宝为稚阴稚阳之体，藏府娇嫩，寒温不知自调，所以与成人相比，宝宝更易被"六淫"邪气所伤。

宝宝"肺脏娇嫩"，卫外功能较成人为弱，最易被风邪或挟热、挟寒所伤，产生各种肺系疾病；宝宝藏府娇嫩，易被燥邪、暑邪所伤，形成肺胃阴津不足、气阴两伤等病症；宝宝为纯阳之体，六气易从火化，宝宝伤于外邪以热性病证为多。

疫疠具有强烈传染性，引发的疾病常表现为起病较急、病情较重、症状相似、易于流行。宝宝为"稚阴稚阳"之体，形气未充，抗御病邪能力较弱，是疫疠邪气所伤的易感群体，易形成疫病的发生与流行。

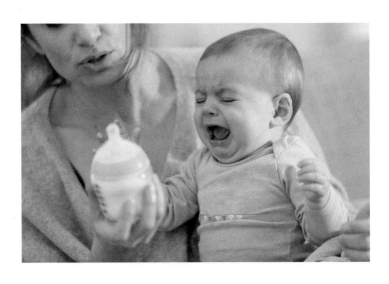

2. 乳食因素：宝宝"脾常不足"，而且饮食不知自调，易为乳食所伤。

宝宝乳食贵在有时、有节、有序，由于家长喂养不当，初生缺乳，或没有按期添加辅食，或饮食营养不均衡，均能使宝宝脾气不充，失于运化，产生脾胃病证。且常因宝宝幼稚，不能自我控调饮食，易造成偏食、挑食，过食寒凉者易伤阳，过食辛热者易伤阴，过食肥甘厚腻者易伤脾等。宝宝易见饥饱不均，乳食摄入量过少会导致气血生化不足，乳食摄入量过多又会导致食伤脾胃。

宝宝发病的另一个常见原因是饮食不洁。宝宝缺乏卫生知识，容易误食一些被污染的食物，引发胃肠疾病，如腹痛、吐泻、寄生虫病等。

3. 先天因素：先天因素，即胎产因素，是指宝宝出生以前已作用于胎儿的致病因素。遗传病因是宝宝先天因素中的主要病因，父母的基因缺陷易导致宝宝先天畸形、生理缺陷以及代谢异常等。妇女受孕后，不注意护胎养胎，也是导致宝宝出现先天性疾病的常见原因。如妊娠妇女感受外邪、饮食失节、情志不调、劳逸失调、房事不节等，都可能损伤胎儿。早产、难产、初生不啼等，也是引起宝宝残障的重要病因。

4. 情志因素：宝宝对外周环境认识的角度与成人不同，因而导致宝宝为病的情志因素与成人有一定区别。宝宝心神怯弱，最常见的情志所伤就是惊恐。宝宝乍见异物或骤闻异声，容易惊伤心神，出现心悸、惊惕、夜啼、抽风等病症；长时间的所欲不遂，缺乏关爱，容易导致忧思，思虑易伤心脾，出现厌食、呕吐、腹痛、抑郁等病症；家长对子女的过度溺爱，会导致儿童心理承受能力差；家长期望值过高，学习负担过重，可能产生精神行为障碍类疾病。

5. 意外因素：宝宝欠缺生活自理能力以及对周围环境安全或危险状况的判断能力，因此，容易受到意外伤害。例如：跌仆损伤的外伤、误触水火的烫伤、误食毒物的中毒、误吸异物的窒息等。

6. 其他因素：如今，环境污染，食品污染或农药激素超标，放射性物质损伤等，对胎儿和儿童的伤害均引起社会的广泛重视。而医源性损害，包括院内感染，治疗、护理不当等，有增多的趋势，特别需要引起儿科工作者的注意。

第二节　望闻问切让宝宝不再"有病难言"

中医诊断疾病是通过望、闻、问、切四诊合参来进行的。由于小儿在生理、病理上有自身的特殊性，一是小儿由于神识未发，不会讲话，不能自述病情。较大儿童，虽能讲话，但多表达能力差，往往言不达意，语不足信，因此，导致问诊上的困难。二是小儿气血未充，脉息不定，加上在就诊之时又多啼哭躁扰，造成脉诊难以体现出真实病情。三是小儿由于形声未定，变态不常，患病之后多啼叫烦闹，导致闻诊困难。因此，望诊在儿科疾病的诊断上显得尤为重要，历代儿科医家都把望诊列为四诊之首。但是，重视望诊，不等于单凭望诊即可诊断疾病，还是应四诊合参，才能提高对疾病诊断的准确性。

一、望诊

望诊是医生运用视觉，通过观察病儿的全身和局部情况，从而获得与疾病有关的资料，以察知藏府寒、热、虚、实的一种诊断方法。

（一）望神色

望神色包括观察小儿的精神状态和面部气色的变化。凡是精神振作、二目有神、表情活泼、面部红润、呼吸均匀等，均为气血调和、精力充沛无病的表现，即或有病，也多轻而易愈。反之，精神萎靡不振，二目无神，面色晦暗，表情呆滞，疲乏嗜睡，呼吸不匀，都为体弱多病之象，病势较重。

望神色主要是观察病人面部颜色与光泽。颜色就是色调变化，光泽则是明度变化。在面部望诊中，总以润泽为佳，枯槁无华为不良。正常小儿面色，不论肤色如何，均应红润而光泽。临床上有些小儿虽然皮肤较白，但白里透红，说明气血调和，为正常面色。在面部望诊中，主要的观察方法为五色主病和五部配五藏，所谓五色，即指红、青、黄、白、黑。

面呈白色，多为虚证、寒证。白色为气血不荣之候，阳气虚衰，气血运行迟滞；耗气失血，气血不充；寒凝血涩，经脉收缩，都可导致面呈白色。若见面白浮肿为阳虚水泛，常见于阴水；面色惨白，四肢厥冷，多为阳气暴脱，可见于脱证；面白无华，唇淡色白多为血虚，可见于小儿贫血；外感初起，风寒束表，也可见于面色苍白，此外肺胃虚寒亦可见面色淡白。面色㿠白者多滑泄吐利，若在急性热病中出现，并见四肢厥冷、汗出淋漓者，则为阳气暴脱之危重证候。

面呈红色，多为热证。气血得热则行，热盛而血脉充盈，血色上荣，故面色赤红。面赤且隐现青色，双目窜视，为热极生风，惊厥之象；午后颧红，多为阴虚内热；若两颧艳红，面㿠肢厥，冷汗淋漓，为虚阳上越，是阳气欲绝的危重症候；满面通红，多为阳盛之外感发热或藏府实热。对于新生儿的面色嫩红，是正常肤色，不属病态。

面呈黄色，多属体虚或脾胃湿滞，黄色乃脾虚湿蕴之征象，脾失健运，则水湿内停，气血不充，故面色发黄。但新生儿一周内面目黄染，并能自行消退者，为生理性黄疸，不属病态。面黄肌瘦，腹膨大者，为脾胃功能失调，常见于疳证；

面黄无华，并伴有白斑，常为寄生虫病；面目色黄而鲜，为湿热内蕴之阳黄，晦黄为寒湿阻滞之阴黄；面色淡黄，枯槁无华，为"萎黄"，常见于脾胃气虚，气血不足。

面呈青色，主寒证、痛证、瘀血和惊风。寒凝则气滞血瘀，经脉拘急收引，故面色发青，甚至青紫；经脉瘀阻，不通则痛，肝风内动则惊风抽搐，小儿印堂色青主惊泻；面色青白并见，愁苦皱眉，为里寒腹痛；面青晦暗，神昏抽搐，每见于惊风和癫痫发作之时；面青唇紫，呼吸急促，为气血瘀阻，肺气闭塞。

面呈黑色，多主寒甚、痛甚等恶候，病危之象，或内有水湿停饮。黑为阴寒水盛之色，由于肾阳虚衰，水饮不化，阴寒内盛，血失温养，经脉拘急，气血不畅，故面呈黑色。小儿唇下（即承浆穴位）青黑主惊风抽搐；环口黧黑，为肾气衰绝的征象；面色黑暗无华，兼有腹痛呕吐，可为药物或食物中毒；面色青黑惨暗，则为肾气衰绝，不论新病旧病，皆属重病。如见小儿肤色红黑润泽，体强无病，是先天肾气充足之象。

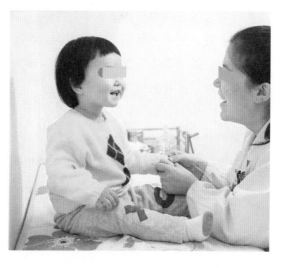

（二）望形态

望形态主要是观察患儿的形体和姿态，根据患儿形体的强弱、肥瘦和活动状态来推测疾病的变化，从而辨别其病势的顺逆和部位的所在。

小儿形体的望诊，主要是观察头囟、躯体、四肢、肌肤、毛发、指（趾）甲和身体的强弱、肥瘦。检查时应做到有顺序的观察。如筋骨强健，肌肤丰润，毛发黑泽、姿态活泼者，这是胎禀充足，营养较好，为体强少病的表现，即使生病，亦轻易愈；若筋骨软弱，肌肤干瘦，毛发萎黄，囟门逾期不合，姿态呆滞者，为形体虚弱，先天不足，多属病态。如头方发少，囟门迟闭，可见于五迟证；头大颈缩，前囟宽大，头缝开解，眼珠下垂，见于解颅；腹部膨大，肌肤干瘦、松弛，毛发稀少，且额上青筋显现，多为疳证；"发为血之余"，若毛发稀少枯黄，且易脱落，多为气血虚亏的表现；若见小儿颈项歪斜，头倾向患侧，颜面旋向健侧，大多属于伤筋（小儿肌性斜颈）。某些疾病的变化，也能反映在指（趾）甲上，若见指甲菲薄，苍白质脆，多为营血虚亏之重证；指甲色紫或呈杵状，为心阳不足，气血瘀滞；"鸡胸""龟背""罗圈腿"等畸形，多属先天禀赋不足，肾精亏损，或因后天失养，脾胃虚弱。前囟及眼眶凹陷，皮肤干燥缺乏弹性，可见于婴幼儿泄泻脱水，并应注意皮肤有无痘疹、丹痧、紫癜等，以观察病情的发展及预防。

望姿态，主要是动态望诊，小儿的动静姿态往往与疾病有密切关系。不同的疾病，可产生不同的姿态，如小儿喜伏卧着，多为乳食内积；喜倦卧者，多为腹痛；喜侧卧者，多为胸肋疼痛；若仰卧少动，二目无神，多为久病，重病体虚；若两手捧腹，呼叫哭闹，翻滚不安，多为急性腹痛；颈项强直，肢体抽搐，甚至角弓反张，为惊风；端坐气促，痰鸣哮吼，多为哮喘；咳嗽气逆，鼻翼翕动，胸肋凹陷，呼吸急促，常为肺炎咳嗽。

（三）察苗窍

苗窍包括五官（眼、耳、鼻、口、舌）和前后二阴等九个孔窍，根据藏象学说，内在的五藏，各与外在的五官九窍相连，而五官九窍则又是人体与外界相联系的通道。然而，五官之窍又都集中于头部，故又称为"上窍"或"清窍"，前后二阴称为"下窍"。因此，藏府一旦有病，必能反映于苗窍，所以，察苗窍是诊断中的重要环节。

1. 察目

察目首先要观察眼神的变化，健康小儿黑睛圆大，神采奕奕，为肝肾气血充沛的表现。反之眼光无彩，二目无神，或闭目不视，均为病态的表现。若见瞳孔缩小或不等，或散大而无反应，病必危重；若见哭而无泪，多属脱水重症；目睛转动呆滞，或二目直视上窜，均为惊病之象；若见眼睑结膜色淡，为血虚之象；巩膜色黄，为湿热蕴遏，常属黄疸；目赤而痒，多为肝经风热，白珠色赤为阳热；眼结膜干燥，多为肝血不足，证属肝疳；睡时露睛，多属脾虚；眼睑浮肿，为水湿上泛，如阳水之证；目泪汪汪而眼胞红赤，须防出疹。

2. 察鼻

鼻为肺之窍，是气之门户。肺功能正常，则呼吸通畅，嗅觉也灵敏。若见鼻塞流清涕，为风寒感冒；鼻流黄浊涕，为风热感冒，或感冒经久向愈之征；鼻衄多为肺经有热，血热妄行，鼻内生疮糜烂，多为肺火上炎；鼻孔干燥，为肺热伤津或外感燥邪；鼻翼翕动为肺气闭塞所致；鼻翼根处较坚硬，又见面色黄甚，提示小儿久患腹泻之症。对于乳婴儿鼻塞不乳，无其他症状者，常为鼻腔分泌物和异物阻塞所致。

3. 察口唇

口为脾之窍，其华在唇。脾胃互为表里，且足阳明胃经之脉环口唇，故小儿唇色的变化，大多反映脾胃疾患。唇白而吐是胃虚，唇红而吐是胃热，唇色正常而吐，多为伤食；唇色淡而白，多为气血虚亏；唇色青而紫，多为血瘀或寒证；唇色樱红，为暴泻伤阴，口唇干燥为伤津之症；齿龈属胃，齿龈红肿多属胃火上冲；齿为骨之余，牙齿逾期不出，多为先天肾气不足。

4. 望咽喉

咽喉为肺胃之门户，是呼吸、进食之要道，为诸经脉所络。咽红发热，乳蛾肿大，为风热外感或肺胃之火上炎；咽痛微红，有灰白色假膜而不易擦去者，常为白喉之证；假膜松厚易擦去，去不复生，属热轻证；口腔舌部黏膜破溃糜烂，为脾胃积热上熏；两颊黏膜有白色小点，周围红晕，为麻疹黏膜斑。

5. 察舌

舌为心之苗，心的病症许多在舌部有所反应，但其他藏府寒热之气均可见于舌，故舌的变化，苔之有无，均可反映藏府经络疾病的状况。临床望舌，包括望舌体、舌质和舌苔三部分。舌体指舌的形体，舌质是指舌的质地，舌苔指舌面上的苔垢。

望舌体：舌体在正常时宜柔软，活动自如。若见舌体嫩胖，舌边齿痕显著，多为脾肾阳虚或有水饮痰湿内停；舌体胖大，色泽青紫，可见于中毒；舌体胖淡，舌起裂纹，多为气血两虚；舌体强硬，大多为热感伤津；急性热病中出现舌体短缩，舌干绛者，则为热盛伤津，经脉失养而挛缩。

望舌质：舌质淡红为正常。舌质淡白为气血两亏；舌质鲜红为热邪由表入里或为阴虚火旺之象；舌尖红为心火上炎；舌边红为肝胆火旺；舌质绛红，舌有红刺，为热入营血；舌质紫暗或紫红，为气血滞瘀；舌起粗大红刺，状如杨梅者，常为烂喉痧的舌象。

望舌苔：正常的舌苔为薄白苔。若舌苔色白为寒；苔白而腻为寒湿内停或寒痰与食积所致；苔黄为热；舌苔黄腻为湿热内蕴，或乳食内停；白中带黄为邪将传里；厚白而燥示有实热；热病剥苔为阴伤津亏之征；对于小儿苔花剥，经久不愈，状如"地图"，多为胃之气阴不足所致；若见舌苔厚腻垢浊不化，伴便秘腹胀者，为宿食内滞，中焦气机阻塞，这种舌苔亦称"霉酱苔"。新生儿舌红无苔，或婴儿的乳白苔，均属正常现象。此外小儿因吃某些药品、食物和果类，往往舌苔被染，如吃红色糖果可呈红苔，吃杨梅、茶叶呈黑苔，吃蛋黄、橘子呈黄苔等，均不属病苔，稍加追问，不难弄清。

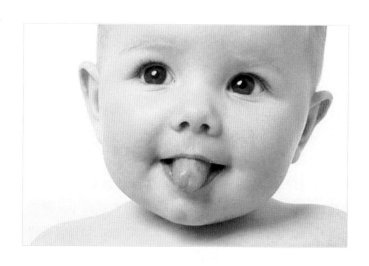

6. 察耳

耳为肾窍，手足少阳经之脉布于耳，太阳经和阳明经亦行于耳之前后，所以说耳为"宗脉之所聚"。小儿耳壳丰厚，颜色红润，是先天肾气充沛的表现，反之则属肾气不足或体质较差。耳内疼痛流脓，为肝胆火盛；耳色苍白毛焦，多为肺有病或久患咳嗽之征；耳后起青筋，多为肝风内动；两耳轮色枯焦，面见萎黄，多为脾胃虚弱或久患腹泻；若以耳垂为中心的弥漫性肿胀，则为腮腺炎的表现；若见耳背络脉隐现，兼身壮热多泪，常为麻疹之先兆；两耳时红时热，多为外感风寒；两耳色红而赤，则为外感风热。

7. 察二阴

肾开窍于二阴，精窍通于肾，阴户通于胞宫。二阴指前阴和后阴，前阴指男女生殖器，称阴茎、阴囊和阴户，后阴称肛门。由于男女前阴生理特点各有不同，故前阴症状有别。男孩阴囊应不紧不松，若阴囊松弛，色淡白者，多为体虚和发热征象；阴囊肿大或连及阴茎均肿，常为阴水的表现；阴囊时肿时复，啼哭肿大加甚者，为疝气的表现；男孩生后阴茎不举，或小便喷射而出，为先天肾气不足，命门火衰。女孩前阴红赤，多系膀胱湿热下注所致；肛门红肿热痛，多是大肠湿热；肛门瘙痒，且夜间较剧，多是蛲虫病；肛门作肿，翻迭不还的"翻肛"，多因大肠积热太甚；大便坚硬带鲜血，多为肛裂；便后直肠脱出，多因久泻久痢，中气下陷所致之脱肛。

（四）辨斑疹

斑和疹是小儿常见的一种皮肤上的病变，是疾病过程中的一个症状。斑色红，点大成片，平摊于皮肤，摸不应手，压之不褪色者，称之为"斑"；形小如粟，高于皮肤者为"疹"。斑和疹每见于小儿时行疾病，如麻疹、风疹等。小儿杂病中的发斑，可见于紫癜病等，一般多属血热或气不摄血。斑和疹是疾病的一种体征，须结合临床其他症状和表现，从而做出鉴别。温热病发斑，是邪入营血所致。若斑色紫黑，密集成片，肢冷神昏，为正虚邪陷之危重病症；若见斑色暗红，先稀后密，先头胸后四肢，形如粟米，抚之触手，可见于麻疹；疹色淡红，疹小稀疏，稍稍隆起，发出和隐没均较快，且无规律，可见于风疹；疹色玫瑰红，疹细稠密，热退疹出，可见于奶疹；疹色艳红，发热咽痛溃烂，见于丹痧；疱疹遍于头身，根脚红晕，疹子此起彼落，则为水痘。湿温及其他一些病程较长的热性病可发生白痦，它是一种白色小疱疹，多见于小儿颈项与胸部，常随汗而出，病久也可布及腹部，白痦以晶亮饱满为顺，枯而无液为逆。

（五）察二便

观察小儿大小便的变化，对于诊断具有一定的临床意义。正常小儿的大便，色黄而干湿适中。但新生儿及较小乳儿大便可呈糊状，日约三次左右。若见大便燥结，多为内有实热或阴虚内热；大便稀溏，夹有白色凝块，为内伤乳食；大便稀薄，色黄秽臭，为湿热内滞；若下利清谷，洞泄不止，则为脾肾阳虚；大便赤白黏冻，为湿热积滞，多见于痢疾；若婴幼儿大便呈果酱色，阵发性哭吵，须防肠套叠。此外，新生儿在初生24小时内的大便形态，常呈暗绿或赤褐色，黏稠无臭，谓之胎粪。母乳喂养，便呈金黄色，稍带酸臭；动物奶喂养者，大便则呈淡黄白色，质地常坚硬，这些均属正常粪便。小便黄赤短涩，为湿热下注；尿清澈，量多，且伴有夜间遗尿，多为肾气亏虚；尿色深黄，多为湿热内蕴，为黄疸之症；尿浑浊如米泔水样，多为饮食失调，脾胃虚弱所致，常见于疳证发生时。尿红或呈茶褐色者，多为血尿。

（六）验指纹

指纹又称脉纹。由于小儿腕部较短，三部不分，故常以诊察指纹了解病情，一般多用于三岁以内的婴幼儿患者。指纹是指食指虎口内侧的桡侧面所显露的一条脉络，按指节分为三部，以作为辨别疾病性质、病情轻重的参考。食指虎口的第一节叫风关，第二节叫气关，第三节叫命关。诊察时可用手指轻轻从小儿食指的命关推向风关，使指纹容易显露，正常小儿指纹是淡紫隐隐而不显于风关以上，若机体发生疾病，指纹的浮沉、色泽、部位等，都随之而发生变化。

1. 指纹的浮沉

指纹浮而易见者为表证，如新感外邪；沉而不显主里证，常见于久病或病邪在里的里实证或里虚证。

2. 指纹的颜色

指纹鲜红为外感风寒，深红为胃肠湿热，暗紫为邪热瘀滞，紫黑为热邪深重或气滞血瘀，浅红较浊为里寒，纹色青主惊、主痛，纹色蓝为喘、为咳，若见黑色是病危；指纹色淡，不论何种颜色，新病还是久病，都是虚证的表现。

3. 指纹的部位

指纹现于风关，病多轻浅而易治；纹现气关，则病势较重，邪已进一步深入，现于命关则病危；如直透指甲，称"透关射甲"，病多危殆。

二、闻诊

小儿的闻诊，是运用听觉诊察小儿的啼哭、声息、呼吸、咳嗽等声音，以及利用嗅觉以辨别小儿的口气、便溺等气味。

早在《内经》中就有用闻诊的记载，《素问·阴阳应象大论》首次提出了五音、五声、五藏的理论，《素问·脉要精微论》更以声音、言语、呼吸等来判断正气盈亏和邪气盛衰。历代医家也以病人的语言、呼吸、喘息、咳嗽、呕吐、呻吟等作为闻诊的主要内容，同时也把排泄物的异常气味列入闻诊范围，其基本原理在于各种声音和气味都是在藏府生理和病理变化中产生的，所以能反映藏府的生理功能和病理变化。

（一）啼哭声

婴儿不会言语，啼哭是代表小儿的一种"语言"，故常以啼哭来表示饥饿、痛苦和身体的不适。健康婴幼儿哭声洪亮而长，且有眼泪。若婴幼儿因为饥饿、口渴、蚊虫叮咬、睡潮湿尿布而引起的啼哭，当其满足需要或其解除痛苦，哭声也就停止。饥饿引起的哭声多绵长无力，或作吮乳之状；哭声高而尖，忽缓忽急，时作时止，多因腹痛；哭声嘶哑，呼吸不畅，常因咽喉部病变；哭声延绵而低微，多是久病和疳证；哭叫拒食伴流涎烦躁，多为口疮；入夜啼哭者，多为受惊或里热所致。

（二）语言声

能说话的小儿，语言声可作为诊断的参考。正常小儿的语言是清晰而响亮，语言低微不响是气虚，声高尖呼为剧痛所致，语言粗浊不清多是喉中有痰湿阻滞，烦躁多言多为热证、实证，声音嘶哑多为咽喉或声带疾患。

（三）呼吸声

正常的呼吸是均匀有力，不深不浅。若呼吸气粗多是肺热；呼吸微弱，气短声低，多属虚寒；呼吸如曳锯声是痰湿阻塞；若见呼吸浅而不匀，或呼吸紊乱者是危险征象。

（四）咳嗽声

咳嗽以咳声流利，痰易咳出为轻；咳声轻扬而流清涕，为外感风寒；咳声重浊而痰黄者，为外感风热；干咳无痰是肺燥；咳嗽无力，咳吐白沫，兼有气促者为肺虚；夜间咳甚者，多为肾水亏；天亮咳甚者，为脾虚或寒湿在大肠；咳嗽阵发，面红呕吐，日久不愈者为顿咳（百日咳）；咳声嘶哑，空空作响，常见喉炎或白喉。

（五）嗅气味

嗅气味主要是辨口气、呕吐物和大小便之气。正常人口腔内不会发生臭气，如有口臭，多属消化不良，或口腔不洁，或有龋齿；口出酸臭气多是内有宿食，口气臭秽多是胃热，口气腥臭多见于血证。呕吐清稀无臭为寒呕，呕吐秽浊酸臭多为热呕，吐物酸腐夹杂不化食物，多为食积。大便臭秽是肠胃积热；酸臭而稀多为伤食；下利清谷，无明显臭味，为脾胃两虚；小便短赤，气味臊臭，为湿热注；小便清长，常为脾肾虚寒。

三、问诊

儿科古代谓之"哑科"，不仅问诊困难，而且也不准确，故主要是问其亲属或保育人员，借以了解疾病的发生原因和演变情况，以及患儿的生活居处和周围环境，从而为认识疾病提供更多的资料，但对较大儿童能自述者，亦有问之，以相互补充。

问诊内容基本与成人相似，包括问一般情况、现病史、个人史、家族史以及患儿的生活居住情况和周围的环境等。

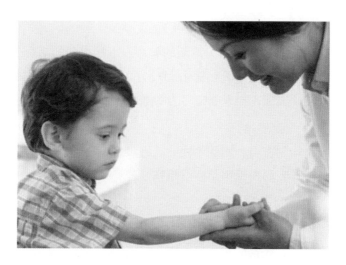

（一）问一般情况

询问小儿的一般情况，包括小儿的姓名、年龄、性别、住址等。了解上述情况，不仅是便于书写病历，对患者诊治负责，更主要的是它往往与某些疾病有密切的联系，对于诊断疾病和推拿时用穴、时间、次数都有非常重要的意义。

（二）问病情

问病情是问诊中的主要内容，同时也是辨证的主要依据。

1. 问寒热

寒热即指发热和怕冷而言。小儿发热可通过体温计测量，或通过接触皮肤的感觉来测知，如手足心发热、头额热、授乳时口热、面红喜冷等。小儿怕冷可以姿态改变来测知，如依偎母怀、蜷缩就暖等。发病初期，头身热而手足凉者多属风寒表邪未解；头部炽热，而神志昏沉，为热邪炽盛，须防抽搐；潮热或阵阵炽热，手足心灼热，多属虚热证；久热不退，口渴无汗多尿，多为暑热证；小儿怕冷，纳呆神疲，多为里寒或阳虚之征。

2. 问汗

问汗的情况，应注意有汗、无汗、汗量的多少、汗出的时间、汗出部位、性质和颜色等。发热畏寒无汗，多属表实，有汗多属表虚；汗出而热不退者，为热病邪气由表入里；白天汗出较多，或动则汗出，多为阳虚自汗，是气虚卫外不固的表现；寐则汗出，醒即汗止，多为阴虚盗汗；汗色黄为湿热；汗出如油，四肢厥冷，多为危重之象。但是，由于小儿肌肤嫩薄，腠理不同，较成人容易汗出，其精神状态、饮食均为正常者，一般不属病态。

3. 问头身

头为诸阳之会，无论外感内伤，都可引起头部病症。小儿哭闹不休，眉头紧皱，发热而喜俯卧者，多属头痛；头痛发热恶寒，为外感风寒；头痛呕吐，高热抽搐，为邪热入于营分；头痛神疲，似搐非搐，为正虚邪盛，如慢惊风；发热而烦躁不宁，或四肢屈伸而呻吟，多为肢体疼痛。此外一些发疹疾病如荨麻疹等，常有皮肤瘙痒。

4. 问饮食

询问饮食而知脾胃的盛衰。饮食包括纳食和饮水两方面。小儿能按时乳食，食量正常，是无病的表现。若不思乳食，所食不多，为脾胃薄弱的表现；脘腹胀满，不思乳食，为伤食积滞，腹泻而不思乳食，为脾不健运；虽能食但大便多而不化，形体消瘦，多见于疳证；嗜食生米、泥土，兼见消瘦，腹痛腹胀，脐周有包块，按之可移者，属虫积。在饮水方面，口渴喜冷饮，兼见壮热，烦躁多汗，多属实热证；渴而不总饮，多为寒证；渴不多饮，常为中焦有湿；频频引饮，唇干口燥，为胃阴不足，津液亏损。

5. 问胸腹

胸腹部是藏府所在，熟知其部位所属，问病人之苦，便知病在何处。因此对于年龄偏大的儿童，询问其胸腹的疼痛与胀满等，在诊断上有一定意义。前胸胀满面频咳，为风寒束肺，肺气失宣；胸痛伴发热咳嗽、气促，可见于肺炎喘咳；胸痛伴潮热盗汗，属肺阴虚；胸胁胀痛，身目发黄，为肝胆湿热蕴结所致的黄疸病；脘腹胀满，多为伤食积滞；脐周腹痛隐隐，多为蛔虫病；腹痛，得热则痛减，多属寒证；腹痛徐缓，喜按，得食痛减，多属虚证；腹痛拒按，得食痛剧，多属实证；痛而喜冷饮者，多属热证。此外，对于小儿急性腹痛，痛势剧烈，须防外科疾患。

6. 问二便

主要是询问大、小便的次数、形色和大便的质地，新生儿大便一天 3 ~ 5 次是正常的。若大便次数明显增多，质地稀薄，为脾不健运；大便秘结，排出困难，多属实热证；大便清稀腥臭，多属寒证；黏稠酸臭多属热；色紫如果酱色多属湿热；便前啼哭是腹痛；里急后重是痢疾；大便有虫，伴有腹痛，为蛔虫病。小便黄赤多属热，色清而长多为寒；小便如米泔水样是湿热；尿清频数，或夜间遗尿，为肾阳虚亏，下元不固；发热而尿清长，是邪未入里，热病如见小便逐渐清长，多属病渐趋愈；小便刺痛，滴而不尽，或排出砂石，为砂石淋证。

7. 问睡眠

正常小儿睡眠以安静为佳。年龄越小，睡眠时间越长。小儿睡中惊叫，多因惊吓所致；睡中蹬被伴烦躁不安，多属热邪内蕴；不食不睡，多属积滞；睡中咬牙，多为蛔虫症；夜间睡眠不宁，肛门瘙痒，多为蛲虫病；烦躁少睡，伴有低热、盗汗、头发稀少，多见佝偻病。

（三）问个人史和家属史

小儿问诊除上述主要内容外，还须问预防接种、传染病史和传染病接触史以及小儿乳母的饮食冷暖、起居情况、发病时间和发病后的治疗情况等，以便详细考虑病情。

四、切诊

小儿切诊包括脉诊和按诊两方面。切诊是医生用手或手指在患儿身体的某些部位或按或触，通过手或指下的感觉，结合患儿表情，从而了解病情，帮助诊断。

（一）切脉

小儿手腕部较短，切脉通常用拇指或食指一个指面按切寸、关、尺，所谓"一指定三关"即是此意。但是，小儿的脉较成人为快，随着小儿岁数的增长，脉搏次数相对减少，如按成人正常呼吸定息计算，大体如下：初生婴儿120 ~ 140 次 / 分（合成人每次呼吸 7 ~ 8 至），一岁 110 ~ 120 次 / 分（合成人每次呼吸 6 ~ 7 至），四岁至六岁 110 次 / 分（合成人每次呼吸 6 至），八岁为 90 次 / 分（合成人每次呼吸 5 至），十四岁与成人相同（75 ~ 80 次 / 分）。小儿脉搏次数，每因哺乳、啼哭、走动等而激增，故睡眠安静时诊察最为准确。

小儿脉法的运用，古人以大、小、缓、急四种为准，但历代医家，对小儿脉法不断有所补充，以缓、沉、迟、数、弦、滑六脉为基本脉象，来辨别疾病的表里、寒热、虚实以及邪正的盛衰。

（二）按诊

按诊就是用手直接触摸或按压病儿的某些部位，以了解局部变化，从而推断疾病部位、性质和病情轻重的一种诊病方法，它包括按压和触摸头囟、颈腋、皮肤、四肢等。

1. 头囟

正常小儿前囟在 18 个月后关闭，若逾期不闭，是先天肾气不足，或因多病、泻痢等阳气不足所致；若见囟门高胀凸起，多因火热上冲所致；囟门凹陷，可见于泻甚失水，囟门应期未合，且宽大，头缝开解，则为解颅。

2. 颈腋

主要是触诊颈、腋部的小结节，正常的小结节为质软而不粘连。若结节肿大、压痛，伴有发热，则为痰毒；病程日久，结节大小不等，连珠成串，质硬，推之不动，则为瘰疬。

3. 皮肤

轻抚皮肤，以知寒、热、汗出等。肢冷汗多，为阳气不足；肤热无汗，多因高热所致，皮肤干燥而松弛，多见吐、泻失水之症；手足心灼热为阴虚内热；皮肤按之凹陷，不能即起者，为水肿之征；按之凹陷，举手即起，为气肿。

4. 胸腹

胸骨高突为"鸡胸"；脊柱高突，按之不痛为"龟背"；胸胁触及串珠，二肋外翻，可见于佝偻病；左胁肋下按之有痞块，属脾肿大；右胁肋下按之有肿块，且明显增大，则属肝肿大；腹痛喜按，按之痛减，为虚痛、寒痛；腹痛拒按，按之胀痛加剧，则为里实腹痛；脐周腹痛，按之有条索包块，疼痛减轻，多属蛔虫病；腹胀形瘦，青筋显露，多为疳证；腹部胀满，叩之如鼓，多为气滞腹胀；腹部胀满，叩之有液体波动感，多为腹内有积水；小腹胀满痛拒按，又见小便不通，多为膀胱病症。但在检查时须注意，腹部有压痛者，先以无痛处开始，最后才触及痛处，以免小儿腹部肌肉突然收缩，影响检查。同时须注意小儿表情，以便推测痛处。

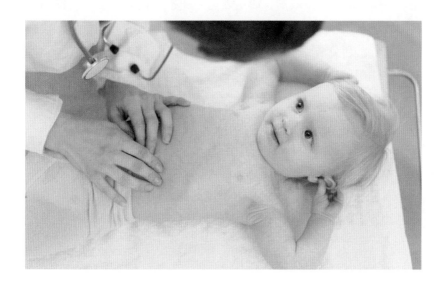

5. 四肢

手背热和脊背热多为外感新病；手足心灼热为阴虚内热；小儿指尖冷主惊厥；中指独冷，须留意痘疹将发；中指独热主外感风寒；四肢厥冷多属阳虚；四肢挛急抽动，为惊风之症；一侧或两侧肢体细弱，不能活动，可见于小儿麻痹后遗症。另外，诊手足的寒温可测知阳气的存亡，这对于诊某些阳衰病症的预后良否相当重要。阳虚之症，四肢犹温，是阳气犹存，尚可治疗；若四肢厥冷，其病多凶，预后不良。

第三节　父母的双手护佑宝宝一生健康

中医认为：人是由气血构成的，气血周流于经络，经络贯通内外肢节藏府，使人体功能保持协调统一，共同抵御外邪。如果一旦遭受致病因素的侵袭，气血不和、经络不畅、藏府失调，就会出现各种病征。父母的双手适时地在患者体表特定部位施用相应的手法治疗，可以行气活血，疏通经络，使藏府调和，阴阳平衡，机体就能恢复到正常的健康状态。概括起来，推拿具有疏通经络、行气活血，理筋整复、滑利关节，调整藏府、平衡阴阳，扶正祛邪、防病保健等作用。

一、疏通经络、行气活血

经络，内属藏府，外络肢节，通达表里，贯穿上下，像网络一样，通布全身，将人体各部分联系成一个有机整体。它是人体气血运行的通路，具有"行血气而营阴阳，濡筋骨，利关节"（《灵枢·本藏》）的作用。

推拿手法作用于经络腧穴，可以疏通经络，行气活血，散寒止痛。其中的疏通作用有两层含义：

首先，通过手法对人体体表的直接刺激，促进了气血的运行。临床上常用摩法作用于小儿腹部，以达促进肠蠕动的作用，又如用按弦搓摩法作用于小儿两胁，以加强疏肝理气，降逆止呕的作用。

其次，通过手法对机体体表做功，产生热效应，从而加速了气血的流动。最典型的例子就是运用擦法，作用于小儿背部，以起到温经散寒的作用。

二、理筋整复、滑利关节

筋骨、关节是人体的运动器官，气血调和、阴阳平衡，才能确保机体筋骨强健、关节滑利，从而维持正常的生活起居和活动功能。中医学所谓的筋，泛指人体的筋络、韧带、关节囊、肌肉等组织，遭受损伤后，只要没有骨折、脱位或皮肉破损，均称为伤筋。无论急性慢性，伤筋的主要症状是疼痛。经络贯通人体上下内外，经络失常，壅塞不通，即产生病变，也就是经常说的"不通则痛"。推拿按摩，可使脉络通畅，起到舒筋通络作用。因为局部的摩擦手法，可使血液循环加快，组织温度升高，因病变而紧张的筋络"得热则舒"。还由于点按手法，可提高局部组织的耐受性，使疼痛敏感性降低。再就是牵引类手法可以直接拉伸肌肉，缓解肌肉紧张痉挛，使之松弛，气血得以畅通，从而加速损伤组织的修复，增强肌腱韧带的弹性和活动性，促进关节滑液的分泌和周围血液的循环，解除关节囊的挛缩。凡关节错位，先天畸形等，因有关组织解剖位置异常而致的病征，均可通过外力直接作用加以纠正，如：桡骨小头半脱位、髋关节脱位、先天性足内翻、脊柱侧弯、"O"形腿等，可根据其不同的情况，采取相应的治疗方法，使错位得以整复，畸形得以纠正。

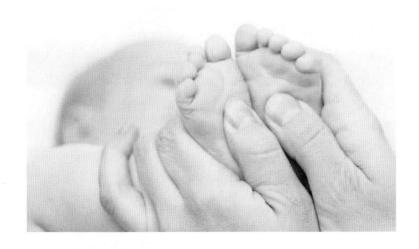

三、调整藏府、平衡阴阳

藏府居躯体之内，医经认为"肢体损于外，则气血伤于内。营卫有所不贯，藏府由之不和"。邪气由表入里舍于藏府，也可致其功能失调，或表现为功能亢进，或表现为功能低下。推拿手法作用于体表某些特殊部位，并通过经络组织的传导影响藏府功能可产生"补"或"泻"作用"，从而使藏府功能达到平衡。临床中根据不同病情，选用相应"补""泻"手法对机体进行合理调整。肠蠕动亢进者，如腹泻患儿在腹部和背部进行适当的按揉和摩法，可使亢进者受到抑制而恢复正常；反之，肠蠕动功能减退者如便秘患儿可推大肠经、摩腹、推背部的七节骨来促进其蠕动正常。如小儿病毒性心肌炎可出现心率的异常，可用轻柔手法在内关、心俞等处进行施治。尤其值得一提的是，小儿推拿手法治疗疾病时，手法的刺激强弱对其藏府功能影响非常明显，应该特别强调治疗时的补与泻。

祖国医学认为疾病的发生在于病邪作用于人体，正气奋起抗邪，正邪斗争，破坏了人体的阴阳相对平衡，使藏府气机升降失常，气血功能紊乱，从而产生了一系列的病理变化。人体内部的一切矛盾斗争与变化均可以阴阳概括，如藏府、经络有阴阳，气血、营卫、表里、升降等都分属阴阳，所以藏府经络的关系失常、气血不和、营卫失调等病理变化，均属于阴阳失调的范畴。总之阴阳失调是疾病的内在根据，它贯穿于一切疾病发生发展的始终。阴阳失调，是指人体在疾病过程中，由于阴阳偏盛、偏衰，失去相对平衡所出现的阴不制阳、阳不制阴的病理变化，它又是藏府、经络、气血、营卫等相互关系失调，以及表里出入、上下升降等气机运动失常的概括。六淫七情饮食劳倦等各种致病因素作用人体，必须通过机体内部的阴阳失调，才能形成疾病。运用相同的推拿手法，在刺激某些腧穴时，由于机体处于不同的状态下，具有双向的良性调整作用，如按揉天枢穴既可以止泻，又可以通便。又如实验证明按揉足三里穴既能使原来处于弛缓状态或处于较低兴奋状态的胃运动加强，又可使原来处于紧张或收缩亢进的胃运动减弱。这说明利用推拿可双向调整内藏功能，"补其不足，泻其有余"，使藏府阴阳得到平衡。

四、扶正祛邪、防病保健

疾病的发生、发展及其转归，是正气与邪气矛盾双方相互斗争、盛衰消长的结果。正气不足是疾病发生的内在依据，邪气是疾病发生的重要条件。一般情况下，人体正气旺盛时，机体抵抗疾病的能力较强，邪气难以侵犯人体，或即使受到邪气的侵犯，也能及时祛除，使疾病较快痊愈。当人体正气不足，机体抵抗疾病的能力以及康复能力减弱，邪气就会乘虚而入，导致人体藏府功能失常而发生疾病。通过扶正祛邪，可以改变邪正双方的力量对比，使其向有利于疾病痊愈的方向转化。

推拿主要是通过以下三个方面来达到扶正祛邪作用的：其一，促进气血的化生和运行，增强人体康复能力。脾胃为后天之本，气血生化之源，推拿通过手法刺激，可以调节脾胃功能，使气血生化有源，从而保证藏府功能时刻处于正常有序的工作状态，同时也为机体损伤的修复提供充足的物质来源。其二，激发卫气护卫肌表和驱邪外出的能力。卫气行于脉外，滋养腠理，护卫肌表并抵御外邪。推拿通过手法刺激，促进了卫气的生成和运行，增强了卫气护卫肌表和祛邪外出的能力。其三，促进经络系统对气血的调节作用。经络行气血而荣藏府，并通过任督二脉调节全身气血分布。推拿通过手法刺激，运用补法或泻法来调节病变藏府以及局部气血分布和运行，促使病变的藏府恢复正常功能，实现扶正祛邪的目的。

推拿的防病保健作用主要是通过滋养、固护肾气和调理脾胃来达到的。肾藏精，为先天之本，是藏府形成及人体生长发育的原动力。肾气充足则生长发育正常，正气充足，抗病能力强；肾气衰弱则生长发育迟缓，正气虚弱，抗病能力减退。推拿手法通过刺激相应的穴位可以补益肾气，固精护肾，从而促进人体生长发育，增强抗病能力。脾主运化，为后天之本，是藏府形成及人体生长发育的重要物质来源。脾胃运化功能旺盛则营养充足，藏府经络等组织生长发育正常，卫气充足而顾护肌表能力强；脾胃运化功能不及则营养匮乏，藏府经络等组织发育迟缓，卫气不足而顾护肌表能力减弱。推拿手法通过刺激相应的穴位可以调节脾胃的运化功能，从而达到荣藏府、营阴阳而祛百病的目的。

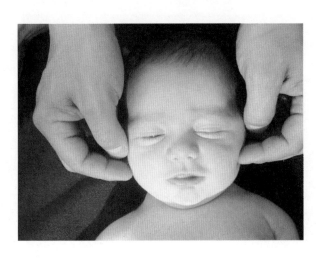

第四节 小儿推拿对症加介质会事半功倍

在临证推拿时要事先在手上蘸一些润滑油、粉、水等介质，以润滑皮肤，增强手法的作用。小儿推拿介质的选取是否恰当，对治疗效果有很大的影响。一般来说，表证多选解表药，如葱汁、姜汁、薄荷汁等；热证多选寒凉药，如薄荷汁、猪胆汁、淡竹叶浸液等；瘀血宜选用活血化瘀类药物，如麝香液、红花鸡油膏等。现对小儿推拿临床常用的介质介绍如下。

一、汁剂

汁剂一般是挤压鲜药取汁，加少量清水制成。

1. 大葱汁

取葱白（带根）制成，其性辛、温，有发汗解表、通阳利水的作用。取汁推三关、揉外劳、拿风池、推揉大椎，可助发汗解表，治疗风寒感冒、头痛、鼻塞、流清涕、恶寒无汗等症；揉脐、摩小腹、运八卦、分手阴阳，可治疗小儿腹痛、小便不利等症。

2. 生姜汁

其性辛、微温，有解表散寒、温中止呕的作用。取汁推天柱骨、推脊、推三关、清肺经、拿风池，可治疗风寒感冒、头痛无汗、背冷项强等；补脾经、揉板门、横纹推向板门、运八卦、摩中脘，可治疗胃寒呕吐、腹部冷痛等症。

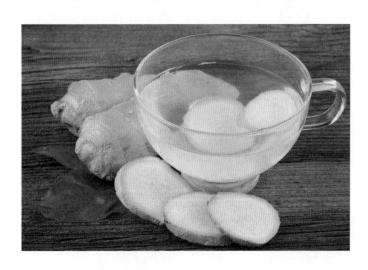

3. 大蒜汁

其性辛、温，有温中健脾之功，并能杀虫止痒。如揉脾俞、清肺经可治疗小儿感冒顿咳；取汁揉癣、疹可消肿，解毒止痒。

4. 薄荷汁

性辛、凉，有散风清热、解郁透表之效。如取汁清天河水、水底捞明月、运八卦、开天门、运太阳、推天柱骨，可增加疏风解表清热之功，治疗小儿感风热、头痛鼻塞、发热、汗出恶风及风火牙痛。

5. 藿香汁

性甘、微寒，功能解暑化浊，理气和中。取汁开天门、推坎宫、运太阳、拿风池、揉风府、摩百会，可治疗小儿伤暑头痛、恶心等。

6. 荷叶汁

性苦、涩、平，功能升发清阳，清热解暑，散瘀止血。取汁开天门、推坎宫、运太阳、推大椎，治疗小儿夏季中暑、头痛头胀、不思乳食。用于扭挫伤处，轻轻摩之有散瘀止痛之效，治疗小儿跌打损伤。

7. 猪胆汁

性甘、寒，功能清热通便，消肿散结。取汁清天河水、清大肠、清肺经、退六腑、揉肚脐、推上七节骨，可治疗小儿高热、大便秘结不下、腹胀、腹痛等症。

8. 嫩藕汁

性甘、寒，功能清热生津，凉血散瘀。取汁补脾土、揉板门、运八卦、清天河水、摩中脘、摩腹、推脊，可治疗小儿疳积；涂于肌肤上可治疗小儿肌肤燥痒、痘、疹、疥等。

9. 鸡蛋清

性甘、咸、平，功能补益脾胃，润泽肌肤，消肿止痛。敷擦面颊腮部及颈部，可治疗牙龈肿痛、腮腺炎、瘰疬、咽痛等，与仙人掌汁配合疗效更佳。取汁清肺经、清大肠、运八卦、清天河水、摩腹、揉肺俞等，可治疗小儿发热咳嗽、疳积等病症。

二、乳剂

取母乳或鲜牛奶汁，性甘咸平，有补虚益气、清热润燥、补五藏、滋阴血、益心气、和肠胃的功能。涂敷乳汁开天门、推坎宫、揉睛明、揉攒竹、拿风池，可治疗小儿迎风流泪、风疾抽搐；揉摩中脘、肚脐、关元等穴，可治疗小儿疳积、腹痛、腹泻、腹胀等。

三、水剂

用温热清水浸泡某些药物制成的水溶液。药物不同，浸泡时间亦不同。一般花草叶类药物，浸泡时间较短，20 ~ 30 分钟，如麻黄、菊花、金银花、荆芥、防风、淡竹叶等；木质类药物浸泡时间较长，约 1 小时或更长时间。

1. 麻黄浸液

性辛、微苦、温，有宣肺发汗解表、平喘利尿的作用。取汁清肺经、运八卦、推三关、揉外劳、推天柱骨，有促发汗解表、宣肺的作用。治疗小儿风寒感冒，表实证之发热恶寒无汗、头身疼痛。揉天突、揉肺经、分推膻中，可增其平喘止咳之功。

2. 桂枝浸液

性辛、甘、温，有发汗解肌，温经通阳之功。取汁清肺经、推三关，配合揉百会、风府、风池，可治疗风寒感冒，头痛发热；摩揉小腹，可收通利小便之功，治疗小儿脾肾阳虚、小便不利之症。

3. 金银花浸液

性甘、寒，有清热解毒、凉血止痢之功。取汁清肺经、清大肠、运八卦、清天河水、退六腑、推天柱骨，治疗小儿风热感冒高热；清大肠、清小肠、清肺经、运八卦、揉板门、退六腑，治疗小儿湿热痢、痢疾等。

4. 菊花浸液

性甘、苦、平，功能散风清热，明目。取液开天门、推坎宫、运太阳、推揉耳后高骨，可治疗小儿感冒、头痛发热、目赤肿痛、眩晕等。

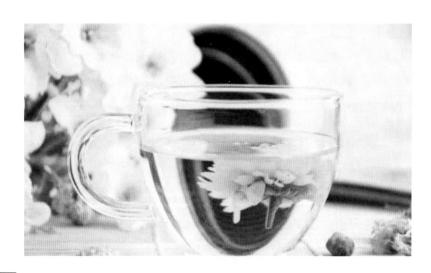

5. 竹叶浸液

性甘、淡，功能清心除烦，利尿解渴。取液清肺经、清大肠、清天河水、退六腑、揉小天心等，可增其清热退热、除烦定惊之功，用于治疗小儿发热、烦躁不安。

6. 茶水

性苦、甘、微寒，功能醒神明目，清热止渴，消食利尿。取其清天河水、运五经、运八卦、推脊、可治疗小儿高热。

7. 凉水

蘸凉水清五经、运八卦、水底捞明月、打马过天河，治疗小儿发热。

四、粉剂

将一定的药物研成极细的粉末。最常用的是滑石粉或婴儿痱子粉、爽身粉等，可清热渗湿、滑润皮肤、防损止痒，是小儿推拿常用介质。

1. 滑石粉

即医用滑石粉，有润滑皮肤的作用，一般在夏季常用，适用于各种病症，是临床上最常用的一种介质，在小儿推拿中运用最多。

2. 爽身粉

即市售爽身粉，有润滑皮肤、吸水的作用，质量较好的爽身粉可代替滑石粉应用。

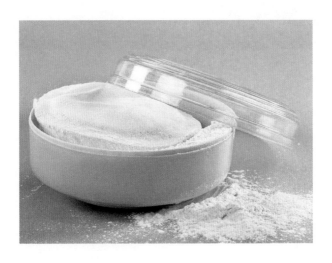

在使用滑石粉和爽身粉时，应注意不要把滑石粉和爽身粉弄到孩子的眼睛中，因推拿的大部分穴位在手指上，孩子很容易用手揉眼睛。推拿时，应是家长的手

蘸滑石粉和爽身粉，而不是将滑石粉和爽身粉涂在孩子的手上或身体上。清除滑石粉和爽身粉时不要用湿毛巾擦，最好用干毛巾，或清水洗手。

五、油剂

1. 清凉油

有散风、消肿、止痛、止痒、清脑、醒神之功。取其开天门、推坎宫、运太阳、揉耳后高骨，可治疗小儿夏季中暑、头昏、呕吐等症。局部搽涂可治疗虫蚊叮咬，皮肤痒痛等。

2. 芝麻油

其性甘、淡、微温，功能补虚健脾，润燥，可适合用于小儿身体各部位。蘸麻油摩腹、揉脐、推脊，可治疗小儿疳积、脾胃虚弱、肌肤失泽等。

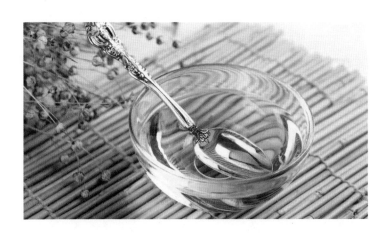

六、膏剂

1. 冬青膏

将冬青油（水杨酸甲酯）、薄荷油与凡士林按一定比例配制而成的膏剂，具有清凉散邪、润滑肌肤、活血通络之功效。用此膏清肺经、清天河水、开天门、推坎宫、运太阳、揉耳后高骨，可治疗小儿感冒、发热、头痛等；摩、揉局部可治疗跌打损伤、瘀血肿痛。

2. 红花鸡油膏

少许红花于鸡黄油中，搅拌熬开，冷却成膏。有活血散瘀、润滑肌肤之效，涂此膏摩擦、揉局部可治疗小儿跌打损伤、局部瘀血肿胀疼痛。

3. 甘草摩膏方

甘草（炙）、防风各 30g，白术、桔梗各 0.9g，雷丸 75g。此五味捣碎成粗末，用不入水猪脂 500g，放锅内在火上先炼过，去渣入诸药末，再煎汁液成膏，入瓷罐内储存。敷于小儿囟上及手足心，用于小儿保健推拿。

第五节　给宝宝推拿前这些原则要知晓

小儿家庭推拿疗法易学实用，如果能够正确地运用和操作，不但能够起到保健的作用，而且还能够达到对疾病早发现早治疗的目的，这就要求我们在进行正式按摩治疗之前，必须明确有关事项，做到心中有数。

一、小儿推拿的注意事项

在临床上，小儿推拿应当注意以下事项。

（一）医者态度应和蔼可亲、耐心细心，做到准确辨证、恰当选穴，施用适宜的手法，全神贯注，做到手到、眼到、心到、气到，切不可使用蛮劲。

（二）室内应该光线充足，空气流通，安静整洁，避免交叉感染，温度要适宜，不可过热过凉。推拿后应注意避风寒，及时添加衣被，以免复受外邪、加重病情。

（三）医者勤修指甲，保持双手清洁卫生，冬天保持双手温暖，以免患儿产生不适感，造成操作时的困难。

（四）施术时，患儿的姿势以坐位、卧位为主，在使患儿舒适、安静的前提下，充分暴露施术部位。上肢操作习惯上推拿患儿左手，也有人主张男左女右。

（五）操作手法，应轻重适宜，用力均匀。轻而不浮，重而不滞，力度适中，平稳着实。刺激性强的手法，应在最后操作，如拿风池、捏脊等。

（六）为了避免擦伤皮肤和提高疗效，在推拿时必须使用介质。

（七）小儿推拿手法以每日 1 次为宜，也可每日 2 次或数次，急性病常治疗 1~3 次，而慢性病可推拿数次、数月或数年。

（八）小儿过饥过饱的情况下，皆不利于推拿疗效的发挥。一般来说，小儿推拿的最佳时间宜在饭后 1 小时进行。

小儿推拿以后应注意日常调护，否则会直接影响推拿效果。如腹泻患儿推拿后的饮食为较平时少量、清淡的饮食，同时还应注意避免腹部受凉等。咳嗽的患儿应注意晚间睡眠时受凉加重病情，饮食注意避免鱼虾肉类的食物等。小儿肌性斜颈的患儿推拿后应保护好患儿局部的皮肤，每天注意清洗擦敷爽身粉以避免局部皮肤的破损而影响以后的治疗，等等。具体每个病的调护及注意事项在后面的各论中再具体说明。

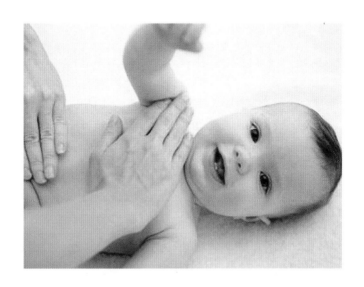

二、小儿推拿的适应证与禁忌证

小儿推拿手法的应用范围很广，许多病症都可采用，而且对某些疾病具有很好的疗效。但是推拿手法的临床应用也有一定的局限性，存在着手法的禁忌证，即不适宜施用手法或施用手法有一定的危险性等情况。

（一）小儿推拿的适应证

小儿推拿的适应证比较广泛，从年龄跨度上小儿推拿适用于 0 ~ 14 岁的儿童，涉及呼吸、消化、运动、神经等系统的多科疾病，还可治夜啼、惊风、多动症、生长痛、脑瘫等疑难杂症，有些疾病的治疗手法在一定阶段是西医所不能取代的一种很好的治疗方法。如小儿肌性斜颈，若在新生儿期进行早期治疗就可避免日后不必要的手术治疗，以及面部畸形、脊柱侧弯的发生。最主要的是推拿疗法是一种纯物理疗法，没有药物治疗所带来的一切毒副反应，又能够起到用药的作用，有时比用药起效还快、疗效还好，又可免除患儿打针服药之痛苦。正因如此，小儿推拿也日益受到家长们的欢迎。

小儿推拿疗法不但可以治病，还可起到预防和保健的作用。临床实践证明，小儿推拿可以预防疾病，还可以促进小儿生长发育、健脑益智。本书所载保健方法是临床最为常用的。

（二）小儿推拿的禁忌证

1. 疮疡部位、烧烫伤部位、肌肤破损或正在出血的部位。

2. 结核病及其他急性传染病的传染期等。

3. 肿瘤等需做特殊治疗的疾病。

4. 骨折、脱位及扭伤等症的急性期（24 小时之内）。

5. 脓毒血症等感染性疾病。

6. 严重的皮肤病。

7. 危重病征一定在抢救脱离危险期后，方可配合推拿治疗。

第二章
找准儿推特效穴，撑起健康"保护伞"

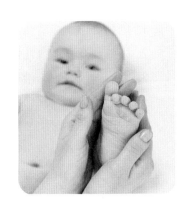

　　孩子免疫力较弱，抵抗力较差，容易生病，但父母也不必过于担心，因为他们自身就有强身健体、防治疾病的"保护伞"，那就是推拿特效穴。父母日常和孩子沟通交流的时候，也可根据宝宝的身体情况做一些相关的推拿，在增进感情的同时，也可帮助孩子防病治病。

第一节 小儿推拿穴位概述

腧穴是人体藏府经络之气输注聚集于体表之所，是治病的关键所在。小儿推拿的穴位不仅有经穴、经外奇穴、经验穴、阿是穴等，还有部分穴位是推拿学所特有的，称为特定穴，这些特定穴的形状里有点、面和线状分布，是一般针灸书籍中未载入的。小儿推拿特定穴分布特点以双肘、膝以下为多，这些穴位是古人在长期实践中逐步探索出来的，历代医家的见解各有不同，因此一个穴名的位置互有出入，或者一个穴有几个穴名，穴名的含义与操作方法亦众说纷纭，我们根据文献考证，以穴名通用者为主，别名在后，重点介绍。

一、小儿推拿取穴定位的方法

人体腧穴的位置在体表是固有的，取穴的准确与否，可以直接影响推拿保健的效果，历代医家非常重视腧穴的定位与取法。

（一）体表解剖标志法

本法以人体体表骨节和肌肉的突起和凹陷、皮肤的皱纹、乳头、发际、脐窝以及唇眉等作为定穴的主要标志。这些标志附近的穴位，就可以直接根据标志来定位。如两眉间定印堂穴，两乳间定膻中穴等。

（二）折量寸法

这种方法是将小儿不同部位之间的长度或宽度折为若干等分，每一等分标为一寸，以此作为量度穴位的标准。此法是以患儿本人一定部位为折量依据，所以不论高矮、胖瘦、男女，均可按照标准测量，此法为腧穴定位的基本原则。

（三）中指同身寸法

此法以患儿的中指中节屈曲时内侧两端纹之间作为一寸，本法多用于度量穴位的纵横距离间的标准。

（四）横指同身寸法

又名"一夫法"，本法是将患儿的食、中、

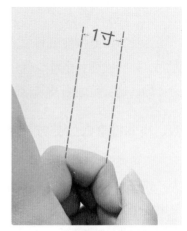

中指同身寸法

无名、小指并拢，以中指中节横纹处为准，四指横量作为三寸，经常用于下肢、腹部。

（五）简便取穴法

此法也是小儿推拿中常用的一种取穴方法，如：两耳尖直上交会处取百会，两手虎口交叉处取列缺，中指末节取心经，手掌中央取劳宫，拇指螺纹面取脾经等。

小儿推拿取穴方法，主要是用藏府、经脉、五行相配。

二、小儿推拿穴取法基本规律

（一）局部取穴：病在何经就取该经的腧穴治疗，如胃痛取中脘、腹泻取天枢等。

（二）邻近取穴：在患处的邻近部位选取有关的腧穴治疗，如遗尿取次髎，目疾取风池。这种方法除了加强疗效，也可单独使用。

（三）远道取穴：就是在发生疾病部位的远距离处取穴。如腹泻取大肠，血虚取脾经，腰背疾患取委中，发热取涌泉等。

三、常用配穴法

（一）俞募配穴法

俞穴在背部，是经气输转的部位；募穴在胸腹，是经气聚集的处所。五藏六府各俞穴、募穴，凡一藏府有病，即可同时取某一藏府的俞穴和募穴进行治疗，例如：积证，可捏脊，重提背部的脾俞、胃俞，配合摩中脘；咳嗽捏背，可重提肺俞，配合揉膻中等。

（二）五行配穴法

这种方法是按照五行生克的原理，结合虚则补其母、实则泻其子的原则进行配穴，如肺虚证，多汗少气，则可用补脾经，揉肾顶，固脾属土，土能生金，土为金母，这就是虚则补其母的意思。

四、小儿推拿穴位处方基本规律

穴位通过一定的组合形式，即成穴位处方，一般只用单独一个穴治病的可称为"独穴方"，如《推拿三字经》中提到的"独穴治，有良方"，只要辨明病症，只用一个穴较长时间的推拿就能治愈疾病。如用推补脾经穴，促使麻疹透发；治腹泻单用推大肠穴等。由两个以上穴位组成的就为"复穴方"。通常的处方是在辨证立法的基础上，根据病情的需要，选择适宜的穴位，指定必要的次数，配以相应穴位组成。如《幼科推拿秘书·按穴却病手法论》中提到："左旋右揉，推拿掐运，诸穴手法，至妙至精，苟缺一穴，而众穴不灵。"

主穴和辅穴的区别：主穴是对主病主症起主要治疗作用的穴位，一个处方中首先必须选定最有针对性的穴位作为主穴，以解决主要矛盾。如风寒咳嗽、痰清稀、色白，可取推补肺经为主穴，其次揉膻中、肺俞、运内八卦等相辅。膻中、肺俞等功能与肺经相似为辅穴，这样配合组成，既可相辅相成，又可增强疗效。

本章中讲述了小儿推拿穴位位置、操作方法、次数、作用及临床应用，其中"次数"一项仅作六个月至一周岁小儿临证参考，临床时尚要根据小儿年龄大小、体质强弱、病情轻重等情况灵活变通。

第二节　小儿头面颈项部穴位

一、天门（攒竹）

【位置】眉心至前发际成一直线。

【操作】两拇指自下而上的交替直推，称开天门，又称推攒竹，若用两拇指自下而上交替推至囟门为大开天门。

【次数】50~100 次。

【主治】头痛、感冒、发热。

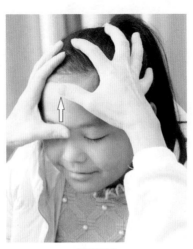

开天门

【临床应用】

开天门能疏风解表，开窍醒脑，镇静安神。常用于外感发热、头痛等症，多与推坎宫、揉太阳等合用；若惊惕不安、烦躁不宁，多与清肝经、按揉百会等合用。

二、坎宫

【位置】眉心起沿眉向眉梢成一横线。

【操作】两拇指自眉头向眉梢成分推，称推坎宫，亦称分阴阳。

【次数】50 次。

【主治】外感发热、惊风。

【临床应用】

推坎宫能疏风解表，醒脑明目，止头痛。常用于外感发热、头痛，多与开天门、揉太阳等合用；若用于治疗目赤痛，多和清肝经、掐揉小天心、清河水等合用。

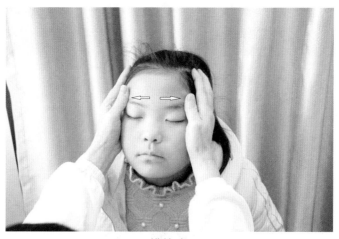

推坎宫

三、太阳

【位置】眉梢后凹陷处。

【操作】两拇指自前向后直推，名推太阳，用中指揉该穴，称揉太阳。

【次数】50 次。

【主治】发热、头痛、惊风。

【临床应用】

推、揉太阳能疏风解表、清热、明目、止头痛。推太阳主要用于外感风热，揉太阳主要用于外感风寒。

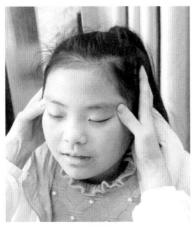

揉太阳

四、山根

【位置】两目内眦连线之中，鼻根低洼处。

【操作】拇指甲掐，称掐山根。

【次数】5 次。

【主治】惊风、抽搐。

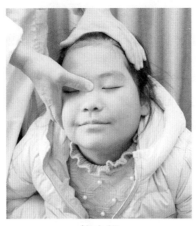

掐山根

【临床应用】

（1）本穴和延年、准头等穴常用于诊断，如见山根处青筋显露为脾胃虚寒或惊风。

（2）掐山根有开关窍、醒目安神的作用，对惊风、昏迷、抽搐等症多与掐人中、掐老龙等合用。

五、迎香

【位置】鼻翼外缘、鼻唇沟陷中。

【操作】用食中二指按揉称揉迎香。

【次数】50 次。

【主治】鼻塞流涕。

【临床应用】

鼻为肺窍，穴居两侧，揉之能宣肺气、通鼻窍。用于感冒或慢性鼻炎等引起的鼻塞流涕、呼吸不畅，多与清肺经、拿风池等合用。

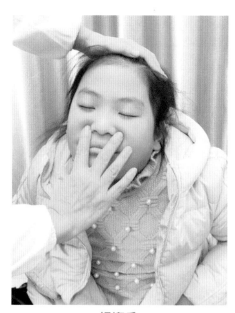

揉迎香

六、人中

【位置】在人中沟上三分之一处。

【操作】用拇指甲掐刺，称掐人中。

【次数】5次，或醒后即止。

【主治】昏厥、惊风。

【临床应用】

掐人中能醒神开窍，主要用于急救，对于人事不省、窒息、惊厥或抽搐时，掐之有效，多与掐十王、掐老龙等合用。

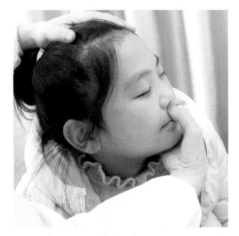

掐人中

七、牙关

【位置】耳下一寸、下颌骨陷中。

【操作】拇指按或中指揉，名按牙关或揉牙关。

【次数】按10次，揉50次。

【主治】牙关紧闭，口眼歪斜。

【临床应用】

按牙关主要用于牙关紧闭，若口眼歪斜，则多用揉牙关。

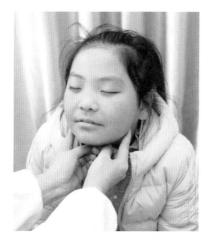

揉牙关

八、耳风门

【位置】在耳屏上切迹之前方与下颌骨髁突后缘，张口有凹陷处。

【操作】拇指按或揉，名按耳风门。

【次数】按15次，揉50次。

【主治】耳鸣。

【临床应用】

风门穴即手少阳三焦经之耳门穴，为与背部风门穴相区别，此处称耳风门。临床中除用本穴治疗耳鸣外，还用作望诊。

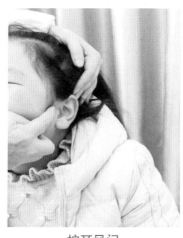

按耳风门

九、百会

【位置】头顶正中线两耳尖连线的交叉点。

【操作】用拇指按或揉或掐，分别称为按百会、揉百会、掐百会。

【次数】按 30 次，揉 50 ~ 100 次。

【主治】头痛、脱肛、惊风。

【临床应用】

百会为诸阳之会，按揉之能安神镇惊，升阳举陷。治疗惊风、惊痫、烦躁等症，多与清肝经、清心经、掐揉小天心等合用；用于遗尿、脱肛等症，常与补脾经、补肾经、推三关、揉丹田合用。

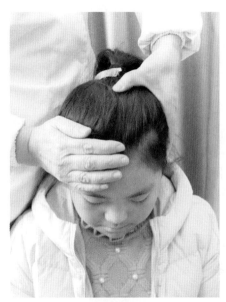

揉百会

十、囟门

【位置】发际正中直上，百会前骨陷中。

【操作】两手扶儿头，两拇指自前发际向该穴轮换推之（囟门未合时，仅推至边缘），称推囟门。拇指端轻揉本穴，称揉囟门。指摩本穴，称为摩囟门。

【次数】推 100 次，揉 50 次，摩 3 分钟。

【主治】头痛、惊风。

【临床应用】

（1）推、揉囟门能镇惊安神通窍，多用于头痛、惊风、鼻塞等症。正常儿前囟在生后 12 ~ 18 个月闭合，故临床操作时手法需注意，不可用力按压。

（2）囟门处可用指摩法，摩时常蘸药，以祛寒。

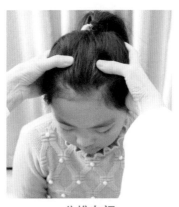

分推囟门

十一、高骨

【位置】耳后入发际高处，又称耳后高骨。

【操作】用拇指揉耳后高骨下凹陷中，称揉耳后高骨；或用两拇指分别推运耳后高骨处，称运耳后高骨。

【次数】50 ~ 100 次。

【主治】头痛、烦躁不安、惊风。

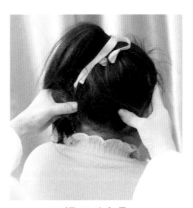

揉耳后高骨

【临床应用】

揉耳后高骨主要能疏风解表，治感冒头痛，多与推攒竹、推坎宫、揉太阳等合用，亦能安神除烦，治神昏烦躁等症。

十二、风池

【位置】后发际（颈项上部）两侧凹陷处。

【操作】以拇指或食指按揉，称揉风池；拇指与食指或中指相对拿之，称拿风池。

【次数】揉30～50次，拿5～10次。

【主治】感冒、头痛、发热、目眩、颈项强痛。

【临床应用】

拿风池发汗效果显著，功能发汗解表、祛风散寒。治疗感冒头痛，发热无汗等表实证，配合掐揉二扇门、开天门等，发汗解表之力更强。按揉风池亦可用于治疗项背强痛等症，表虚者不宜使用拿风池。

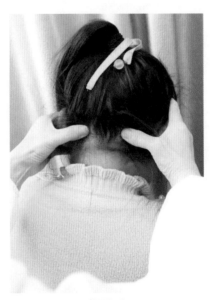

揉风池

十三、天柱骨

【位置】颈后发际正中至大椎穴成一直线。

【操作】用拇指或食中指自上向下直推，称推天柱骨；或用汤匙边蘸油自上向下刮，称刮天柱骨。

【次数】推300次，刮至皮下瘀紫。

【主治】项强、发热、惊风、呕吐。

【临床应用】

推、刮天柱骨能降逆止呕，祛风散寒，主要治疗呕吐、恶心和外感发热、项强等症。治疗呕吐、恶心，多与横纹推向板门、揉中脘等合用。治疗外感发热、颈项强痛等症，多与拿风池、掐揉二扇门等同用。用刮法时可在该处先垫以一层绢绸之物，再自上向下刮。

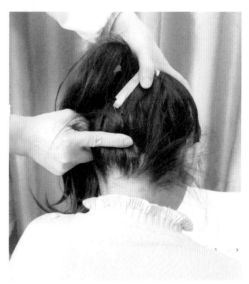

推天柱骨

十四、桥弓

【位置】自耳后翳风至缺盆成一斜线。

【操作】用拇指指腹自上而下推抹，称抹桥弓；用拇食中三指拿捏，称拿桥弓；或揉用食、中、无名指指端揉，称揉桥弓。

【次数】抹约 20 次，揉约 100 次，拿约 3 ~ 5 次。

【主治】肌性斜颈。

【临床应用】

抹桥弓能行气活血，拿桥弓能软坚消肿，揉桥弓可舒筋通络，三法配合用于治疗小儿先天性肌法斜颈。

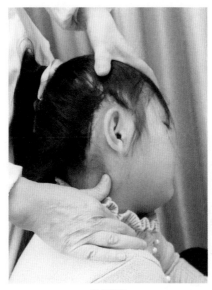

拿桥弓

第三节　小儿胸腹部穴位

一、天突

【位置】胸骨切迹上缘、凹窝正中。

【操作】中指端按或揉，称按天突或揉天突。按时中指端微屈，向下向里按压，要随小儿呼吸起落。

【次数】按 10 次，揉 100 次。

【主治】咳嗽、咳痰不爽、积食、小便不利。

【临床应用】

按揉天突能理气化痰，降逆平喘，止呕。由于气机不利、痰涎壅盛或胃气上逆所致之痰喘、呕吐，多与推揉膻中、揉中脘、运内八卦等合用。若用中指端微屈向下、向里按，动作宜快，可使之吐，并能利尿，"开上窍而通下窍。"

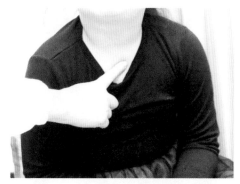

按天突

二、膻中

【位置】胸骨正中、两乳连线中点。

【操作】中指揉称揉膻中；两拇指自穴中向两旁分推至乳头名分推膻中，又称开胸或分胸阴阳；用食中指自胸骨切迹向下推至剑突名直推膻中或推膻中；用食中无名指沿胸骨上下摩擦，称擦膻中。

【次数】推 100 次，揉 50 次，或擦热为度。

【主治】胸闷、吐逆、咳喘。

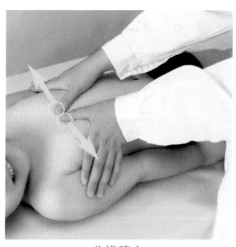

分推膻中

【临床应用】

膻中穴为气之会穴，居胸中。胸背属肺，向下推之能宽胸理气，止咳化痰。对各种原因引起的胸闷、吐逆、痰喘、咳嗽均有效。治疗呕吐、嗳气常与运内八卦、横纹推板门、分腹阴阳等合用；擦膻中常用于寒喘及风寒咳嗽；治疗热喘分推膻中常与推肺经、分推肺俞等合用；治疗痰吐不利揉膻中常与揉天突、按揉丰隆等合用。

三、乳旁

【位置】乳外旁二分。

【操作】中指端按或揉名揉乳旁，或从乳旁上下往返搓摩胁肋，称按弦走搓摩。

【主治】胸闷、咳嗽、痰鸣、呕吐。

【临床应用】

揉乳旁与揉乳根均有宽胸理气、止咳化痰的作用，临床上两穴配用，以食、中两指同时操作。

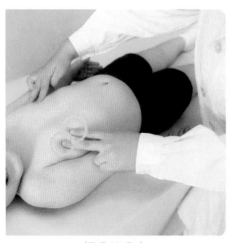

揉乳根乳旁

四、乳根

【位置】乳下二分。

【操作】中指端揉，称揉乳根。

【次数】20次。

【主治】喘咳、胸闷。

【临床应用】

同乳旁穴。

五、中脘

【位置】肚脐正中直上四寸，或胃脘处。

【操作】用指端按或掌揉称揉中脘，用掌心或四指摩称摩中脘；自中脘向上直推至喉下或自喉往下推至中脘称推中脘，又称推胃脘；自中脘向上直推至鸠尾又称推三焦。

【次数】揉按50次，摩5分钟，推300次。

【主治】腹胀食积、呕吐泄泻。

【临床应用】

（1）揉、摩中脘能健脾和胃，消食和中。临床常用于泄泻、呕吐、腹胀、腹痛、食欲不振等症，多与按揉足三里、推脾经等合用。

（2）推胃脘自上而下主治胃气上逆，嗳气呕恶；自下向上直推有使儿吐的记载，临床少用。

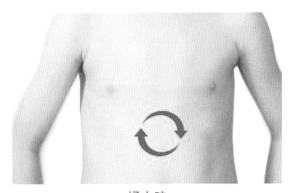

揉中脘

六、腹

【位置】腹部。

【操作】沿肋弓角边缘向两旁分推称分推腹阴阳，用掌或四指摩称摩腹。

【次数】分推200次，摩5分钟。

【主治】腹痛、消化不良。

【临床应用】

摩腹、分推腹阴阳能健脾和胃，理气消食，对于小儿腹泻、呕吐、恶心、便秘、腹胀、厌食等消化功能紊乱效果较好，常与捏脊、按揉足三里合用，作为小儿保健手法。

腹痛腹胀拒按之实证，常用指摩；腹痛腹胀（或软）喜按，常用掌摩或掌揉。一般均按顺时针方向，治疗腹泻则为逆时针方向。

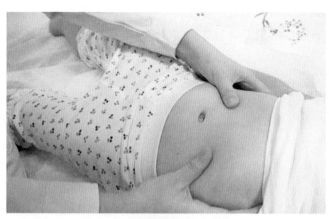

分推腹阴阳

七、脐

【位置】肚脐正中，或脐腹部。

【操作】用中指端揉，或食、无名指揉天枢穴同时操作，名揉脐；指摩或掌摩称摩脐；用拇指和食、中二指抓肚脐并抖动脐部亦称抖脐；用食、中、无名指搓摩脐腹部称搓脐；自脐直推至耻骨联合上缘，称推下小腹。

【次数】揉、摩、搓、抖、推，均约 3 ~ 5 分钟。

【主治】腹胀、腹痛、食积、吐泻、便秘。

【临床应用】

揉脐、摩脐能温阳散寒、补益气血、健脾和胃、消食导滞，多用于腹泻、便秘、腹痛、疳疾等症。临床上揉脐、摩腹、推上七节骨、揉龟尾常配合应用，简称"龟尾七节，摩腹揉脐"，治疗腹泻；搓、抖、推脐，治疗蛔虫团肠梗阻。

八、丹田

【位置】小腹部（有脐下 2 寸与脐下 3 寸等说）。

【操作】或揉或摩，称揉丹田或摩丹田。

【次数】揉 50 次或摩 5 分钟。

【主治】腹痛、泄泻、遗尿、脱肛、疝气。

【临床应用】

揉、摩丹田能培肾固本，温补下元，分清别浊。多用于小儿先天不足，寒凝少腹之腹痛、疝气、遗尿、脱肛等症，常与补肾经、推三关、揉外劳等合用。揉丹田对尿潴留有效，临床上常与推箕门、清小肠等合用。

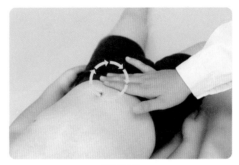

揉丹田

九、肚角

【位置】脐中旁开二寸大筋。

【操作】用拇、食、中三指做拿法，称拿肚角；或用中指端按，称按肚角。

【次数】5 次。

【主治】腹痛、腹泻。

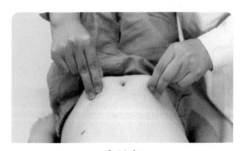

拿肚角

【临床应用】

按、拿肚角是止腹痛的要法，对各种原因引起的腹痛均可应用，特别是对寒痛、伤食痛效果更好。本法刺激较强，一般拿 3 ~ 5 次即可，不可拿得时间太长。为防止患儿哭闹影响手法的进行，可在诸手法推毕，再拿此穴。

第四节　小儿腰背部穴位

一、肩井

【位置】在大椎与肩峰连线之中点，或肩上筋肉处。

【操作】用拇指与食、中二指对称用力提拿肩筋，称拿肩井；用指端按其穴，称按肩井。

【次数】5 次。

【主治】感冒、惊厥、上肢抬举不利。

【临床应用】

按、拿肩井能宣通气血、发汗解表，用于治疗感冒、上肢痹痛等病症。此穴又可作为总收法，在治疗操作后以拿肩井作为结束。

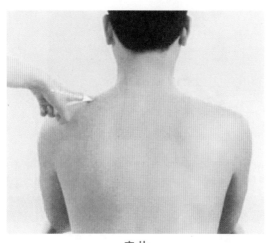

肩井

二、大椎

【位置】第一椎（第七颈椎下）上的凹陷中。

【操作】用中指面揉，称揉大椎；三指捏或刮，称捏大椎、刮大椎。

【次数】揉30次，捏50次。

【主治】发热、项强。

【临床应用】

揉大椎有清热解表的作用，主要用于感冒、发热、项强等症。此外用刮法或捏法，刮或捏至局部皮下出现轻度瘀血为止，对百日咳有一定的疗效。

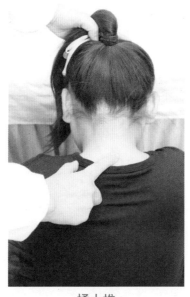

揉大椎

三、风门

【位置】第二椎下（第二胸椎与第三胸椎棘旁间）旁开一寸五分。

【操作】用食中二指揉称揉风门。

【次数】50次。

【主治】气喘、咳嗽。

【临床应用】

揉风门主要用于外感风寒、咳嗽气喘，临床上多与清肺经、揉肺俞、推揉膻中等配合应用。

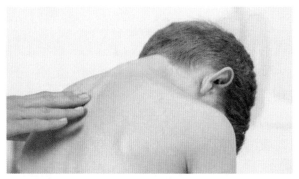

揉风门

四、肺俞

【位置】第三椎下（第三胸椎与第四胸椎棘突间）旁开一寸五分。

【操作】用两拇指揉或食、中两指揉其穴，称揉肺俞；两拇指分别自肩胛骨内缘从上而下推动，称分推肺俞或称分推肩胛骨；用食中无名指指面擦肺俞部，称擦肺俞。

【次数】揉 50 次，推 100 次，擦至局部发热。

【主治】发热、咳喘、痰鸣。

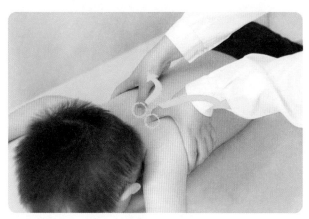

分推肩胛骨

【临床应用】

揉肺俞、分推肺俞能调肺气、补虚损、止咳嗽，多用于呼吸系统疾病。如久咳不愈，按揉肺俞时可加沾少许盐粉，提高疗效。通常寒喘、风寒咳嗽用揉法或擦法，热喘或风热咳嗽用分推法。

五、脾俞

【位置】第十一椎（第十一胸椎与第十二胸椎间）旁开一寸五分。

【操作】用揉法，称揉脾俞。

【次数】50 ~ 100 次。

【主治】呕吐、腹泻、疳积、食欲不振、黄疸、水肿、慢惊、四肢乏力等。

【临床应用】

揉脾俞能健脾胃、助运化、祛水湿，常治疗脾胃虚弱、乳食内伤、消化不良等症，多与推脾经、按揉足三里等合用，并能治疗脾虚所引起的气虚、血虚、津液不足。

六、肾俞

【位置】第十四椎（第二腰椎与第三腰椎间）旁开一寸五分。

【操作】用揉法，称揉肾俞；用掌根或小鱼际擦，称擦肾俞。

【次数】揉 50 ~ 100 次，擦至局部发热。

【主治】哮喘、腹泻、便秘、少腹痛、下肢痿软乏力等。

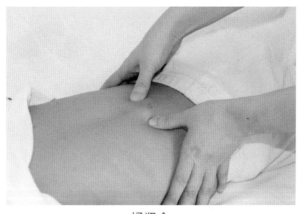

揉肾俞

【临床应用】

揉肾俞能滋阴壮阳、补益肾元，用于肾虚、哮喘、腹泻、阴虚便秘或下肢瘫痪等症，多与揉上马、补脾经或推三关等合用。擦肾俞能温补肾阳，常用于肾元虚寒、命门火衰。

七、脊柱

【位置】大椎至长强成一直线。

【操作】用食、中二指面自上而下作直推，称推脊，用捏法自下而上称为捏脊。捏脊一般捏 3 遍，捏第四遍时每捏三下再将背脊皮提一下，称为捏三提一法，捏后按揉相应俞穴。在捏脊前先在背部轻轻按摩几遍，使肌肉放松，或用大指自上而下按揉脊柱骨，称按脊。

【次数】推 100 次，捏 3 ～ 5 遍，按 3 ～ 5 遍。

【主治】发热、惊风、疳积、泄泻、瘫痪等。

【临床应用】

（1）脊柱穴属督脉经，督脉贯脊属脑络肾，督率阳气，统摄真元。用捏脊法自下而上能调阴阳、理气血、和脏腑、通经络、培元气，具有强健身体的功能，是小儿保健常用主要手法之一。临床上多与补肺经、补肾经、推三关、摩腹、按揉足三里等配合应用，治疗先、后天不足，以及小儿瘫痪，均有一定的效果。本法单用名捏脊疗法，不仅常用于小儿疳积、腹泻等病症，还可应用于成人失眠、肠胃病、月经不调等病症。本法操作时亦旁及足太阳膀胱经脉，临床应用时可根据不同的病情，重提或按揉相应的背部俞穴，能加强疗效。

（2）推脊柱穴从上至下，能清热，多与清河水、退六腑、推涌泉等合用。

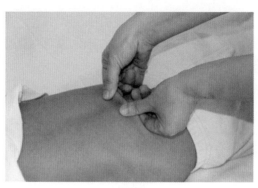

捏脊

八、腰俞

【位置】十五椎旁三寸半凹陷中。

【操作】按揉本穴，称按腰俞。

【次数】15 次。

【主治】腰痛、下肢瘫痪、泄泻。

【临床应用】

按揉腰俞能通经活络，多用于腰痛及下肢瘫痪。

九、七节骨

【位置】命门至尾椎骨端（长强）成一直线。

【操作】用拇指面或食、中二指面自下向上或自上向下作直推，分别称为推上七节、推下七节。

【次数】100 次。

【主治】泄泻、便秘、痢疾、脱肛。

【临床应用】

（1）推上七节骨能温阳止泻，多用于虚寒腹泻、久痢等症。临床上还与按揉百会、揉丹田等合用，治疗气虚下陷的脱肛、遗尿等症。若属实热证，则不宜用本法，用后多令儿腹胀或出现其他变症。

（2）推下七节骨能泻热通便，多用于肠热便秘或痢疾等症。若腹泻属虚寒者，不可用本法，恐防滑泄。

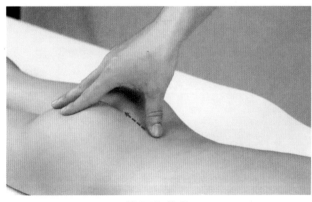

推下七节骨

十、龟尾

【位置】尾椎骨端。

【操作】拇指端或中指端揉，称揉龟尾。

【次数】100 次。

【主治】泄泻、便秘、脱肛、遗尿。

【临床应用】

龟尾穴即督脉经之长强穴，揉之能通调督脉之经气，调理大肠。穴性平和，能止泻，也能通便，多与揉脐、推七节骨配合应用，治疗腹泻、便秘等症。

第五节　小儿上肢部穴位

一、脾经（脾土）

【位置】拇指末节罗纹面或拇指桡侧缘从指尖至指根成一直线。

【操作】用拇指指端旋推患儿拇指罗纹面或将患儿拇指屈曲，以拇指罗纹面循患儿拇指桡侧缘向指根方向直推，称补脾经。将患儿拇指伸直，医者以拇指罗纹面自指尖向指根方向直推罗纹面为清，称清脾经。补脾经、清脾经，统称为推脾经。

【次数】300 ~ 500 次。

【主治】体虚、厌食、腹泻、便秘、疳积、呕吐、痰喘、斑疹透出不畅等。

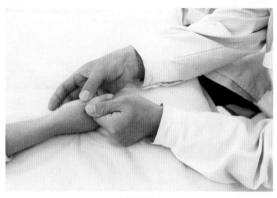

清脾经

【临床应用】

（1）补脾经能健脾胃、补气血，主治脾胃虚弱、气血不足所致的食欲不振、消化不良、疳积、腹泻、咳喘等症，多与揉中脘、摩腹、按揉足三里、揉脾俞、捏脊等合用。

（2）清脾经能清热利湿、化痰止呕，主治湿热熏蒸所致的皮肤发黄、恶心呕吐、腹泻、痢疾等症，多与清胃经、清小肠、揉板门、清大肠等合用。小儿脾胃薄弱，不宜攻伐太甚，在一般情况下，脾经多用补法，体壮邪实者方能用清法。

（3）小儿体虚，正气不足，患斑疹热病时，补脾经可助隐疹透出，但手法宜快，用力宜重。

二、肝经（肝木）

【位置】示指末节罗纹面。

【操作】旋推示指末节罗纹面，称补肝经；自指尖向指根方向直推罗纹面，称清肝经。补肝经、清肝经，统称为推肝经。

【次数】300 ～ 500 次。

【主治】惊风、烦躁不安、五心烦热、目赤、口苦咽干、头晕耳鸣等。

【临床应用】

（1）清肝经能平肝泻火，息风镇惊，解郁除烦，常用于惊风、抽搐、烦躁不安、五心烦热等症，多与掐人中、掐揉小天心、掐老龙等合用。

（2）肝经宜清不宜补，若肝虚应补时则需补后加清，或以补肾经代之，滋水涵木，滋肾养肝。

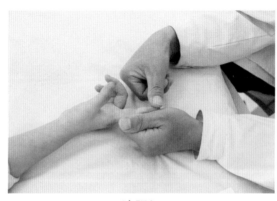

清肝经

三、心经（心火）

【位置】中指末节罗纹面。

【操作】旋推中指末节罗纹面，称补心经；自指尖向指根方向直推罗纹面，称清心经。补心经、清心经，统称为推心经。

【次数】300 ~ 500次。

【主治】高热神昏、五心烦热、惊惕不安、口舌生疮、小便短赤、夜啼、心血不足。

【临床应用】

（1）清心经能清热泻心火，用于心火旺盛所致的高热神昏、面赤口疮、小便短赤等，多与清天河水、清小肠等合用。

（2）心经亦宜清不宜补，补心经恐引动心火。若因气血不足所致心烦不安、睡卧露睛等症，需用补法时，可补后加清，或以补脾经代之。

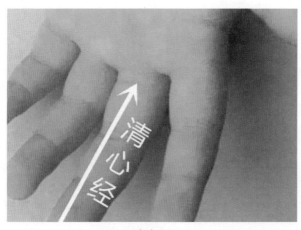

清心经

四、肺经（肺金）

【位置】无名指末节罗纹面。

【操作】旋推无名指末节罗纹面，称补肺经；自指尖向指根方向直推罗纹面，称清肺经。补肺经、清肺经，统称为推肺经。

【次数】300 ~ 500次。

【主治】感冒、发热、咳喘、自汗等。

【临床应用】

（1）清肺经能宣肺清热、疏风解表、化痰止咳，主治感冒、咳嗽、气喘、痰鸣等肺经实热证，多与清天河水、运内八卦、按揉天突、推揉膻中、分推肺俞等合用。

（2）补肺经能补益肺气，主治肺气虚所致的咳嗽气喘、汗出气短等症，常与补脾经、补肾经、推三关、推揉膻中、揉肺俞、按揉足三里等合用。

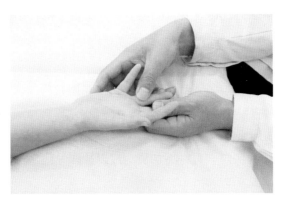

清肺经

五、肾经（肾水）

【位置】小指末节罗纹面。

【操作】由指根直推向指尖，称补肾经；由指尖向指根直推，称清肾经。补肾经、清肾经，统称为推肾经。

【次数】300 ~ 500 次。

【主治】遗尿、脱肛、久泻、先天不足、久病体虚、小便赤涩、喘息等。

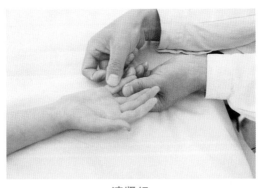

清肾经

【临床应用】

（1）补肾经能补肾益脑、温养下元，治疗先天不足、久病体虚或久泻、多尿、遗尿、虚汗喘息等症，多与补脾经、补肺经、揉肾俞、捏脊、按揉足三里、横擦腰骶部等合用。

（2）清肾经能清利下焦湿热，可用于治疗膀胱蕴热而致的小便赤涩等症，多与清天河水、清小肠、推箕门等合用。

（3）临床上肾经穴一般多用补法，需用清法时，也多以清小肠代之。

六、大肠

【位置】示指桡侧缘，自示指尖至虎口成一直线。

【操作】从食指尖直推向虎口，称补大肠；反之，即从虎口直推向指尖，称清大肠。补大肠、清大肠，统称为推大肠。

【次数】300～500次。

【主治】腹泻、便秘、脱肛、腹痛等。

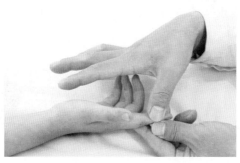

补大肠

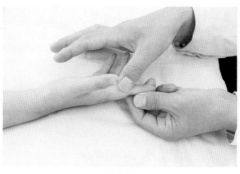

清大肠

【临床应用】

（1）补大肠能涩肠固脱、温中止泻，常用于治疗虚寒腹泻、脱肛等病症，多与补脾经、补肾经、推三关、摩腹、揉脐、推上七节骨、揉龟尾等合用。

（2）清大肠能清利肠府、除湿热、导积滞，多用于湿热泄泻、食积、便秘等症，常与清天河水、退六腑、清补脾经、分腹阴阳、推下七节骨、揉龟尾等合用。

（3）本穴又称指三关，可用于小儿望诊。

七、小肠

【位置】小指尺侧边缘，自指尖到指根成一直线。

【操作】从指尖直推向指根,称补小肠;反之,即从指根直推向指尖,称清小肠。补小肠、清小肠,统称为推小肠。

【次数】300 ~ 500 次。

【主治】小便赤涩、尿频、遗尿、水泻、癃闭、口舌生疮等。

【临床应用】清小肠能清利下焦湿热、泌清别浊，常用于治疗小便短赤不利、尿闭、水泻等症。若心经有热，移热于小肠，以本法配合清天河水，能加强清热利尿的作用;若属下焦虚寒所致多尿、遗尿，则宜用补小肠，补小肠能温补下焦。

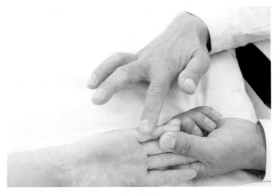

补小肠

八、肾顶

【位置】小指顶端。

【操作】以中指或拇指指端揉之，称揉肾顶。

【次数】300 ~ 500 次。

【主治】自汗、盗汗、解颅等。

【临床应用】揉肾顶能收敛元气、固表止汗，常用于治疗自汗、盗汗等症。若气虚自汗，多与补脾经、补肺经、捏脊、摩腹、揉足三里等合用；若阴虚盗汗，多与补肾经、补肺经、清天河水、揉二人上马等合用。

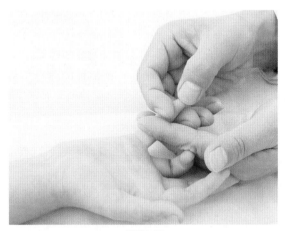

揉肾顶

九、肾纹

【位置】手掌面，小指第二指间关节横纹处。

【操作】以中指或拇指指端揉之，称揉肾纹。

【次数】300 ~ 500 次。

【主治】目赤肿痛、口疮、鹅口疮、高热等。

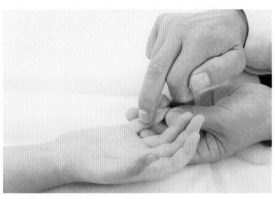

揉肾纹

【临床应用】祛风明目，散瘀结。治疗目赤肿痛，常与揉太阳、清肝经、清心经、推涌泉合用；治疗热毒内陷所致高热、呼吸气凉、手足厥冷等症，常与清肝经、清心经、掐揉小天心、打马过天河、退六腑、推脊等合用；治疗口舌生疮，常与清胃经、清心经、揉总筋、清小肠、清天河水等合用。

十、四横纹

【位置】掌面示、中、无名、小指第一指间关节横纹处。

【操作】用拇指指甲依次掐后继以揉法，称掐揉四横纹；或将患儿四指并拢，自示指横纹处推向小指横纹处，称推四横纹。

【次数】各掐 3 ~ 5 次，推 100 ~ 300 次。

【主治】厌食、疳积、腹胀、腹痛、消化不良、口舌生疮、胸闷痰喘、气血不和等。

【临床应用】退热除烦，散瘀结，消胀满，和气血。治疗厌食、疳积等病症，常与补脾经、揉中脘、按揉足三里、捏脊等合用，也可用毫针或三棱针点刺出血；治疗消化不良、腹胀等症，常与补脾经、揉板门、揉中脘、分腹阴阳等合用；治疗胸闷痰喘，多与推揉膻中、推肺经、运内八卦、分推肩胛骨等合用。

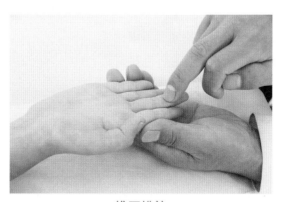

推四横纹

十一、小横纹

【位置】掌面示、中、无名、小指掌指关节横纹处。

【操作】以拇指指甲依次掐后继以揉法，称掐揉小横纹；或将患儿四指并拢，自示指横纹处推向小指横纹处，称推小横纹。

【次数】各掐 3 ~ 5 次，推 100 ~ 300 次。

【主治】腹胀、烦躁、口舌生疮、咳嗽等。

【临床应用】退热除烦，消胀散结，主要用于治疗脾胃热结、口唇破烂及腹胀等症。若脾虚作胀，多与补脾经、运内八卦、揉中脘、按揉足三里等配合应用；若为慢性咳嗽，常配合补脾经、补肺经、推揉膻中、按揉足三里、揉肺俞、分推肩胛骨；若口唇破裂，口舌生疮，则多与清脾经、清胃经、清天河水配合应用。此外，推小横纹可用于治疗肺部的干性啰音。

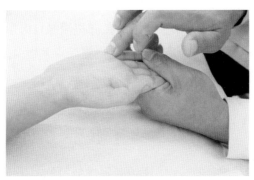

推小横纹

十二、掌小横纹

【位置】掌面小指根下，尺侧掌纹头。

【操作】以中指或拇指指端揉之，称揉掌小横纹。

【次数】300 ~ 500 次。

【主治】口舌生疮、咳喘等。

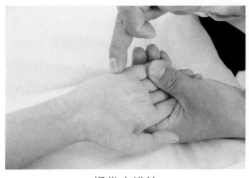

揉掌小横纹

【临床应用】清热散结，宽胸宣肺，化痰止咳。治疗喘咳，多与揉肺俞、清肺经、推揉膻中、分推肩胛骨等合用；若治疗口舌生疮，常与清心经、清天河水、揉总筋等配合应用。揉掌小横纹为治疗百日咳、肺炎的要穴，并可用于治疗肺部湿性啰音。

十三、胃经

【位置】拇指掌面近掌端第一节；或大鱼际桡侧缘赤白肉际处，自拇指根至掌根成一直线。

【操作】旋推拇指掌面第一节，或沿大鱼际桡侧缘自拇指根向掌根方向直推，均称补胃经；向指根方向直推，或沿大鱼际桡侧缘自掌根向拇指根方向直推，均称清胃经。补胃经和清胃经，统称推胃经。

【次数】300 ~ 500 次。

【主治】腹胀、厌食、便秘、呃逆、烦渴喜饮、呕吐、衄血等。

【临床应用】

（1）补胃经能健脾胃、助运化，主治脾胃虚弱所致消化不良、纳呆腹胀等症，多与补脾经、揉中脘、摩腹、按揉足三里等合用。

（2）清胃经能清中焦湿热、和胃降逆、泻胃火、除烦止渴，主治脾胃湿热或胃气不和所致的呃逆、呕吐等症，多与清脾经、推天柱骨、横纹推向板门等合用；若治疗胃肠实热所致的脘腹胀满、发热烦渴、便秘纳呆等症，多与清大肠、退六腑、揉天枢、推下七节骨等合用。

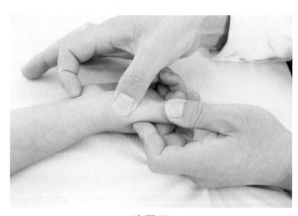

清胃经

十四、板门

【位置】手掌面大鱼际部。

【操作】以拇指或中指指端揉之，称揉板门；自拇指指根至腕横纹作直推，称板门推向横纹；自腕横纹推向拇指指根，称横纹推向板门。

【次数】300 ~ 500 次。

【主治】厌食、疳积、腹胀、呕吐、呃逆等。

【临床应用】

（1）揉板门能健脾和胃，消食化滞，运达上下之气，多用于治疗乳食停积、食欲不振、腹胀、腹泻、嗳气、呕吐等症，常与补脾经、运内八卦、揉中脘、分腹阴阳等合用。

（2）板门推向横纹能健脾止泻，常用于治疗腹泻，多与推脾经、推大肠、推上七节骨等同用。横纹推向板门能降逆止呕，常用于治疗呕吐，多与清胃经、推天柱骨、推中脘等合用。

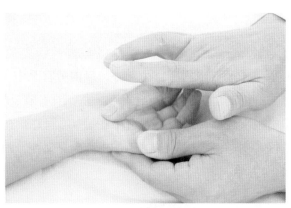

揉板门

十五、内劳宫

【位置】掌心中，握拳中指端所点之处，第二、第三掌骨之间。

【操作】以中指指端揉之，称揉内劳宫；用拇指或中指罗纹面自小指根经掌小横纹、小天心至内劳宫作运法，称运内劳宫。

【次数】揉 300 ~ 500 次，运 30 ~ 50 次。

【主治】发热、烦渴、口舌生疮等。

【临床应用】

（1）揉内劳宫能清热除烦，常用于治疗心经有热所致的发热、烦渴、口舌生疮等症，常与清心经、清小肠、掐揉小天心、清天河水等合用。

（2）运内劳宫能清虚热，对心、肾两经虚热尤为适宜。

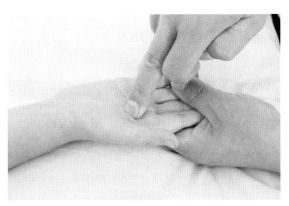

揉内劳宫

十六、内八卦

【位置】掌心周围，通常以内劳宫为圆心，以内劳宫至中指根距离的2/3为半径所作之圆周。在此圆周上的八个点，即乾、坎、艮、震、巽、离、坤、兑，称为内八卦。（中指根下为离属南，小天心穴之上为坎属北，在大鱼际侧离至坎半圆的中点为震属东，小鱼际侧离至坎半圆的中点为兑属西，西北为乾，东北为艮，东南为巽，西南为坤）

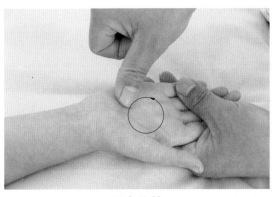

运内八卦

【操作】以拇指罗纹面作运法，称运内八卦。按乾、坎、艮顺序依次顺时针推运，称顺运内八卦；反之，即从兑、坤、离顺序依次逆时针推运，称逆运内八卦。

【次数】100 ～ 300 次。

【主治】疳积、腹胀、消化不良、喘咳、呕吐、腹痛等。

【临床应用】运内八卦能理气化痰、宽胸利膈、行滞消食，善于调理气机，顺运偏于理气，逆运偏于降逆，主治消化系统和呼吸系统的多种病症，常与推脾经、推肺经、揉板门、揉中脘等合用。

十七、小天心

【位置】手掌大小鱼际交接处的凹陷中。

【操作】以中指端揉之，称揉小天心；以拇指指甲掐之，称掐小天心；以中指指端或屈曲的指间关节捣之，称捣小天心。

【次数】揉 300 ～ 500 次，掐 3 ～ 5 次，捣 10 ～ 30 次。

【主治】夜啼、惊风、抽搐、烦躁不安、口舌生疮、小便赤涩等。

【临床应用】

（1）揉小天心主要用于心经有热所致的口舌生疮、惊惕不安，或心经有热，移热于小肠所致的小便短赤等症，常配合水底捞明月、揉二人上马、揉掌小横纹等。此外，也可用于治疗新生儿硬皮症、黄疸、遗尿、水肿、疮疖、痘疹欲出不透。

（2）掐、捣小天心主要用于夜啼、惊风抽搐、惊惕不安等症。若见惊风眼翻等，可配合掐老龙、掐人中、清肝经等。

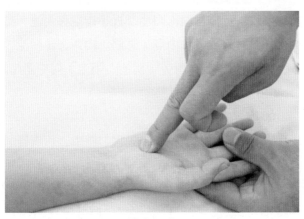

揉小天心

十八、总筋

【位置】掌面腕横纹中点。

【操作】用指端揉之，称揉总筋；用拇指指甲掐之，称掐总筋。

【次数】揉300～500次，掐3～5次。

【主治】口舌生疮、夜啼、牙痛、潮热等。

【临床应用】揉总筋能清心经热、散结止痉、通调气机，常用于治疗口舌生疮、夜啼等，多配合清心经、掐揉小天心、水底捞明月、清天河水等。掐总筋常用于治疗惊风抽搐，常与掐人中、掐老龙、掐小天心等合用。

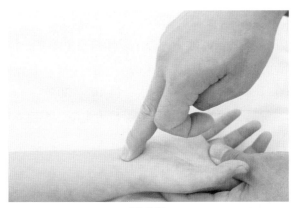

揉总筋

十九、大横纹

【位置】掌面腕横纹。近拇指端称阳池，近小指端称阴池。

【操作】以两拇指自掌后腕横纹中点（总筋）向两旁（阴池、阳池）作分推，称分推大横纹，又称分阴阳；若自两旁（阴池、阳池）向中间（总筋）合推，则称合推大横纹或合阴阳。

【次数】50～100次。

【主治】寒热往来、烦躁不安、腹胀、腹泻、咳嗽、痰喘等。

【临床应用】

（1）分阴阳能平衡阴阳、调和气血、行滞消食，多用于阴阳不调、气血不和所致寒热往来，烦躁不安，以及食积、腹胀、腹泻、呕吐等症，常与开天门、推坎宫、掐揉总筋等合用。在操作时，如实热证阴池宜重分，虚寒证阳池宜重分，使阴阳平衡、气血调和。

（2）合阴阳能行痰散结，多用于胸闷、咳嗽、痰喘等症，常配合推揉膻中、揉丰隆、按揉足三里等加强行痰散结的作用。

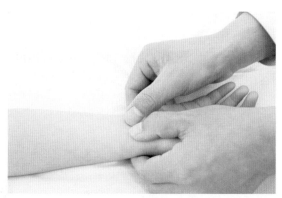

分推大横纹

二十、十宣（十王）

【位置】十指尖指甲内赤白肉际处。

【操作】用拇指指甲逐一掐之，称掐十宣。

【次数】各掐3～5次，或醒后即止。

【主治】高热神昏、惊风、昏厥等。

【临床应用】醒神开窍，主要用于急救，治疗高热、惊风、抽搐、昏厥，多与掐老龙、掐人中、掐小天心等合用。

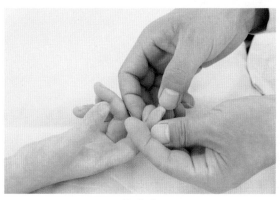

掐十宣

二十一、老龙

【位置】中指爪甲根部正中后 1 分处。

【操作】用拇指指甲作掐法，称掐老龙。

【次数】掐 3 ~ 5 次，或醒后即止。

【主治】惊风、抽搐。

【临床应用】醒神开窍，主要用于急救，主治小儿急惊风或高热抽搐，常与掐人中、掐山根等合用。

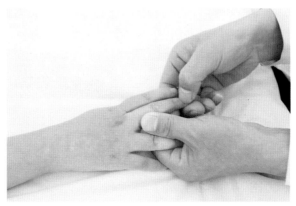

掐老龙

二十二、端正

【位置】中指爪甲根部两侧赤白肉际处，桡侧称左端正，尺侧称右端正。

【操作】以拇指指端揉之，称揉端正;若以拇指指甲掐之或拇、示指指甲对掐，称掐端正。

【次数】掐 3 ~ 5 次，揉 100 ~ 300 次。

【主治】腹泻、呕吐、惊风、抽搐等。

【临床应用】

（1）揉左端正能升提止泻，主要治疗水泻、痢疾等症，常与推脾经、推大肠、清小肠、揉天枢、推七节骨等合用。揉右端正能降逆止呕，主要用于胃气上逆而引起的恶心呕吐等症，常与清胃经、推天柱骨等合用。

（2）掐端正能开窍醒神，多用于治疗小儿惊风，常与掐老龙、清肝经等合用。

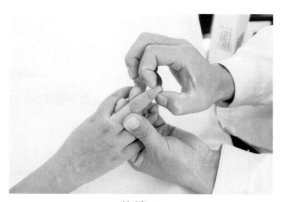

掐端正

二十三、五指节

【位置】手背五指第一指间关节横纹处。

【操作】以拇指指甲依次从患儿拇指掐至小指，称掐五指节；以拇指罗纹面依次揉之，称揉五指节。

【次数】掐 3 ~ 5 次，揉 30 ~ 50 次。

【主治】惊惕不安、惊吓啼、惊风、胸闷、痰喘等。

【临床应用】

（1）掐五指节主要治疗惊惕不安、惊风等症，多与清肝经、掐老龙、掐十宣等合用；治疗惊吓啼，多与清肝经、清心经、掐揉小天心等配合应用。

（2）揉五指节主要治疗胸闷、痰喘等症，多与运内八卦、推揉膻中、推揉肺俞等合用。

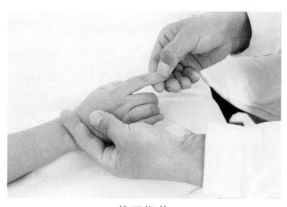

掐五指节

二十四、二扇门

【位置】掌背中指根掌指关节两侧凹陷处，即示指与中指、中指与无名指指根交接处。

【操作】使患儿手心向下，用拇指、示指或两拇指指甲掐之，称掐二扇门；以拇指偏峰按揉，或食、中指按揉，称揉二扇门。

【次数】掐3～5次，揉300～500次。

【主治】外感风寒病证。

【临床应用】掐、揉二扇门能发汗解表，退热平喘，是发汗效法，揉时要稍用力，速度宜快，多用于外感风寒所致发热、咳喘等症，多与开天门、推坎宫、揉太阳等合用。本法也适用于体虚外感者，多与揉肾顶、补脾经、补肾经等配合应用。

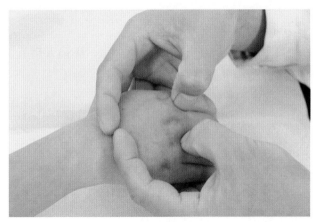

掐二扇门

二十五、二人上马（上马）

【位置】掌背无名指及小指掌指关节后，即第四、第五掌骨间凹陷中。

【操作】以拇指或中指指端揉之，称揉二人上马；或以拇指指甲掐之，称掐二人上马。

【次数】揉300～500次，掐3～5次。

【主治】潮热、烦躁、小便赤涩、牙痛、喘咳等。

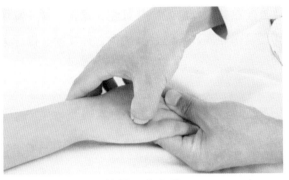

掐揉二人上马

【临床应用】本穴多用揉法，能滋阴补肾、顺气散结、利水通淋，主要治疗阴虚火旺所致潮热、烦躁、小便赤涩、牙痛等症，多与掐揉小天心、总筋等合用。本法对肺部干、湿性啰音有较好的消退作用，常与掐揉小横纹、揉掌小横纹等合用。

二十六、外劳宫

【位置】掌背第三、第四掌骨歧缝间凹陷中。

【操作】以拇指或中指指端揉之，称揉外劳宫；以拇指指甲掐之，称掐外劳宫。

【次数】揉 300 ~ 500 次，掐 3 ~ 5 次。

【主治】外感风寒、腹胀、腹痛、肠鸣、腹泻、遗尿、脱肛、疝气等。

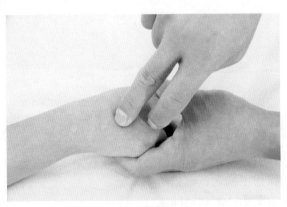

揉外劳宫

【临床应用】本穴性温，为温阳散寒、升阳举陷之要穴，兼能发汗解表。本穴多用揉法，主治一切寒证。若为外感风寒、鼻塞流涕，常与开天门、推坎宫、揉太阳、揉耳后高骨、推三关等合用；若为藏府积寒、完谷不化、肠鸣腹泻、寒痢腹痛等症，则常与推三关、补脾经、补肾经、揉脐、揉一窝风、推上七节骨等合用；若治疗脱肛、遗尿等症，多配合补脾经、补肾经、推三关、揉丹田、揉百会等。

二十七、威灵

【位置】掌背第二、第三掌骨歧缝间。

【操作】以拇指指甲掐之，称掐威灵。

【次数】掐3～5次，或醒后即止。

【主治】惊风、昏迷。

【临床应用】开窍醒神，主要用于急救，主治急惊暴死、昏迷不醒，常与掐精宁、掐人中合用。

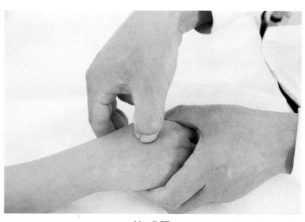

掐威灵

二十八、精宁

【位置】掌背第四、第五掌骨歧缝间。

【操作】以拇指指甲掐之，称掐精宁。

【次数】掐3～5次，或醒后即止。

【主治】食积、痰喘、干呕、疳积等。

【临床应用】本法能行气破结、化痰开窍，体虚者慎用，如必须使用时则多与补脾经、推三关、捏脊等同用，以免克削太甚，损伤元气。本法亦常与掐威灵配合，治疗急惊昏厥，以加强开窍醒神作用。

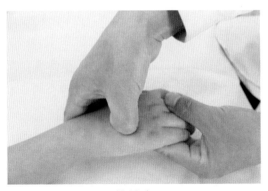

掐精宁

二十九、外八卦

【位置】掌背外劳宫周围，与内八卦相对处。

【操作】以拇指顺时针方向作运法，称运外八卦。

【次数】100 ~ 300 次。

【主治】胸闷、腹胀、便秘等。

【临床应用】本法能宽胸理气、散结通滞，治疗胸闷、腹胀、便结等症，多与掐揉总筋、摩腹、推揉膻中等合用。

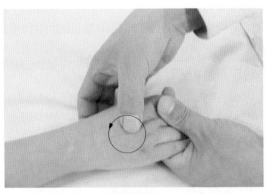

运外八卦

三十、一窝风

【位置】手背腕横纹正中凹陷处。

【操作】以拇指或中指指端揉之，称揉一窝风。

【次数】300 ～ 500 次。

【主治】腹胀、腹痛、腹泻、外感风寒等。

【临床应用】揉一窝风能温中行气、利关节、止痹痛，常用于感寒、食积所致腹痛、腹胀等症，多与推三关、拿肚角、揉中脘等合用。本法亦能散风寒、通表里，也可用于治疗寒滞经络所致痹痛或外感风寒等证。

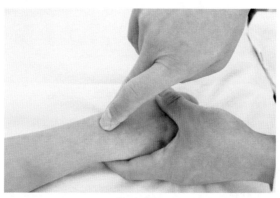

揉一窝风

三十一、膊阳池

【位置】手背一窝风上 3 寸。

【操作】以拇指或中指指端揉之，称揉膊阳池；用拇指指甲掐之，称掐膊阳池。

【次数】揉 300 ～ 500 次，掐 3 ～ 5 次。

【主治】大便秘结、小便短赤、感冒头痛等。

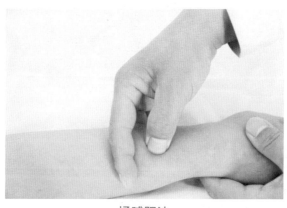

揉膊阳池

【临床应用】治疗便秘,常与推大肠、摩腹、推下七节骨等合用;治疗小便短赤,常与清小肠、清心经、推箕门等合用;治疗感冒头痛,常与开天门、推坎宫、揉太阳、揉耳后高骨合用。

三十二、三关

【位置】前臂桡侧,阳池至曲池成一直线。

【操作】用拇指罗纹面或食、中指指面自腕向肘作直推,称推三关或推上三关;若自拇指桡侧端推向肘,称为大推三关。

【次数】300 ~ 500 次。

【主治】外感风寒、呕吐、泄泻、腹痛等一切虚寒病证。

【临床应用】

(1)推三关性温热,主治一切虚寒病证,对非虚寒病证宜慎用。临床上治疗气血虚弱、阳气不足所致的四肢冰冷、面色无华、食欲不振、疳积、吐泻等症,多与补脾经、补肾经、揉丹田、捏脊、摩腹等合用。

(2)对感冒风寒、怕冷无汗或疹出不畅等症,多与清肺经、开天门、掐揉二扇门等合用。

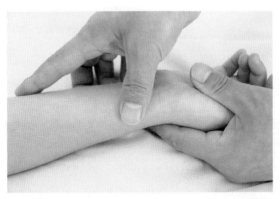

推三关

三十三、天河水

【位置】前臂正中,总筋至洪池(曲泽)成一直线。

【操作】用拇指或食、中二指罗纹面自腕向肘作直推,称清天河水;若用食、中二指蘸水自总筋处,一起一落弹打至洪池,同时一面用口吹气伴随之,称弹打天河水或打马过天河。

【次数】推 300 ~ 500 次，弹打 10 ~ 20 次。

【主治】发热、烦躁不安、夜啼、头痛等一切热证。

【临床应用】

（1）清天河水性凉，较平和，主要用于热证，具有清热而不伤阴分之功效。常用于五心烦热、口燥咽干、口舌生疮、夜啼等症，多与清心经、清肝经、揉二人上马、掐揉总筋、揉小天心等合用；对于感冒发热、头痛、恶风、汗微出、咽痛等外感风热者，也常与开天门、推坎宫、揉太阳等合用。

（2）弹打天河水、打马过天河清热之力强于清天河水，多用于实热、高热等症，多与退六腑、推脊等合用。

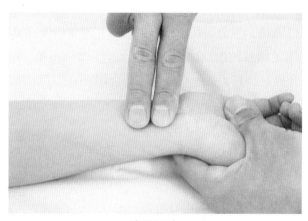

清天河水

三十四、六腑

【位置】前臂尺侧，阴池至尺骨鹰嘴处成一直线。

【操作】用拇指或食、中二指罗纹面自肘向腕作直推，称退六腑。

【次数】300 ~ 500 次。

【主治】高热、烦渴、咽痛、便秘等一切实热病证。

【临床应用】退六腑性寒凉，主治温病邪入营血，藏府郁热积滞、壮热烦渴、疹腮及肿毒等实热证。本法与补脾经合用，有止汗的效果。若患儿平素大便溏薄，脾虚腹泻者，本法慎用。

退六腑常与推三关合用，以平衡阴阳，以防止大凉大热而损伤正气。如寒热夹杂，以寒为重，则可以推三关三数、退六腑一数之比推之；若以热为主，则可以退六腑三数、推三关一数之比推之。

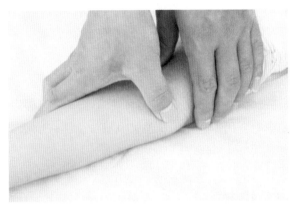

退六腑

第六节　小儿下肢部穴位

一、箕门（足膀胱）

【位置】大腿内侧，髌骨内上缘至腹股沟中点成一直线。

【操作】用食、中二指罗纹面自髌骨内上缘向腹股沟中点作直推，称推箕门。

【次数】300 ~ 500 次。

【主治】小便赤涩不利、尿闭、水泻等。

【临床应用】推箕门性平和,有较好的利尿作用。若治疗尿潴留,多与揉丹田、按揉三阴交等合用；若用于小便赤涩不利，多与清小肠等合用。

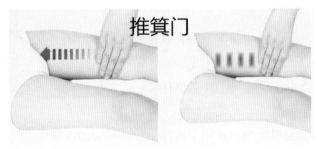

推箕门

二、百虫

【位置】膝上内侧肌肉丰厚处，又称百虫窝。

【操作】以拇指或中指指端按之或揉之，称按或揉百虫；或以拇指和示、中指相对用力做三指拿法，称拿百虫。

【次数】揉300～500次，按或拿3～5次。

【主治】下肢痿躄、四肢抽搐。

【临床应用】通经络，止抽搐，多用于下肢痿软、痹痛等症，常与按揉膝眼、按揉足三里、拿委中等合用；若用于惊风、抽搐，则手法刺激宜重。

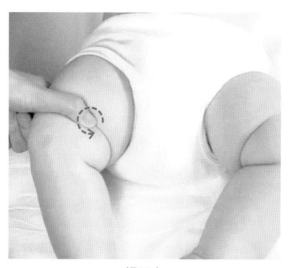

揉百虫

三、膝眼（鬼眼）

【位置】在膝盖两旁凹陷中（外侧凹陷称外膝眼，内侧凹陷称内膝眼）。

【操作】用拇指、食指指端分别在两侧膝眼上作揉法，称揉膝眼；或用拇指、食指指端同时用力向上按之，称为按膝眼。

【次数】按5～10次，揉50～100次。

【主治】下肢痿软、惊风抽搐。

【临床应用】息风止搐，常用于治疗下肢痿软无力或惊风抽搐等，常配合拿百虫、拿委中、按揉承山。

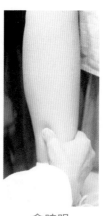

拿膝眼

四、前承山

【位置】小腿胫骨旁，与后承山相对处。

【操作】用拇指指甲掐之，称掐前承山；拿之，称拿前承山；或用拇指指端揉之，称揉前承山。

【次数】掐 3 ~ 5 次，揉 300 ~ 500 次。

【主治】惊风抽搐、下肢痿软。

【临床应用】揉前承山能止抽搐，行气血，多用于治疗下肢痿软，常与拿百虫、按揉足三里、拿委中等配合应用；掐前承山常用于治疗角弓反张、下肢抽搐，常配合掐解溪。

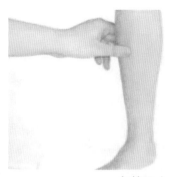
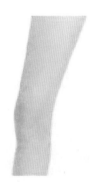

拿前承山

五、丰隆

【位置】外踝上八寸，胫骨前缘外侧一寸半，胫腓骨之间。

【操作】拇指或中指端揉，称揉丰隆。

【次数】50 ~ 100 次。

【主治】咳嗽、痰鸣、气喘。

【临床应用】揉丰隆能和胃气、化痰湿，主要用于痰涎壅盛、咳嗽气喘等症，常与揉膻中、运内八卦等合用。

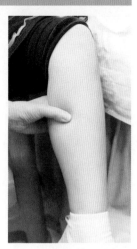

揉丰隆

六、三阴交

【位置】内踝上三寸，胫骨后缘凹陷中。

【操作】用拇指面自上往下或自下往上直推，称推三阴交，或用按揉法，称揉三阴交。

【次数】揉 50 次，推 100 次。

【主治】遗尿、惊风。

【临床应用】按揉三阴交能通血脉、活经络、疏下焦、利湿热、通调水道，亦能健脾胃、助运化。主要用于泌尿系统疾病，如遗尿、癃闭等，常与揉丹田、推箕门等合用，亦常用于下肢痹痛、瘫痪等。

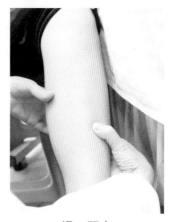

揉三阴交

七、解溪

【位置】踝关节前横纹中、两筋（趾长伸肌腱和拇长伸肌腱）间凹陷中。

【操作】拇指甲掐或拇指端揉，称掐解溪或揉解溪；一手按解溪，一手握足掌用摇法，称摇踝。

【次数】揉 50 次，掐 5 次，摇 30 次。

【主治】惊风、吐泻不止、踝关节屈伸不利。

【临床应用】解溪与昆仑、仆参，小儿推拿中又称为鞋带穴，掐揉三穴多用于惊风，摇踝多用于踝关节活动不利。

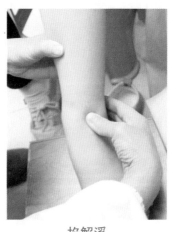

掐解溪

八、大敦

【位置】足大趾外侧爪甲根与趾关节之间。

【操作】用拇指甲掐，称掐大敦。

【次数】5次。

【主治】惊风。

【临床应用】大敦穴属足厥阴肝经，掐大敦常与掐老龙上下相配，用以治疗惊风。

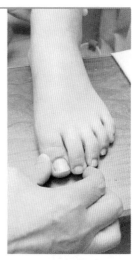

掐大敦

九、委中

【位置】腘窝中央、两大筋（股二头肌腱、半腱肌腱）中间。

【操作】用中指端拘拨腘窝中筋腱，称拿委中。

【次数】5次。

【主治】惊风抽搐、下肢痿软。

【临床应用】委中除用拘拨法以治疗惊风时下肢抽搐之外，还用以放血，以治疗中暑痧胀。

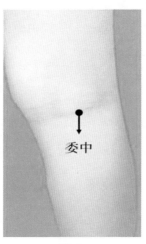

委中

十、仆参

【位置】足跟外踝下凹陷中。

【操作】用拿法，称拿仆参；或用掐法，称掐仆参。

【次数】各5次。

【主治】昏厥、惊风。

【临床应用】见解溪穴。

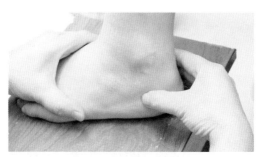

拿仆参

十一、昆仑

【位置】外踝后缘和跟腱内侧中间凹陷处。

【操作】以拇指甲掐，称掐昆仑；以拇、食指相对用力拿，称拿昆仑。

【次数】掐3～5次，拿0.5～1分钟或3～5次。

【主治】惊风、下肢痉挛、跟腱挛缩。

【临床应用】昆仑属足太阳膀胱经，除用于惊风，还和拿委中、拿承山相配以治疗下肢痉挛、跟腱挛缩。

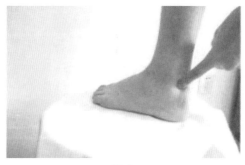

昆仑

十二、涌泉

【位置】屈趾、足掌心前正中凹陷中。

【操作】用拇指向足趾推，称推涌泉；或用拇指端揉，称揉涌泉。

【次数】50 ~ 100 次。

【主治】发热、呕吐。

【临床应用】

（1）推涌泉能引火归元，退虚热。主要用于五心烦热、烦躁不安等症，常与揉上马、揉内劳宫等配合应用，配合退六腑、清河水亦能退实热。

（2）揉涌泉能治吐泻，有左揉止吐、右揉止泻之用法。

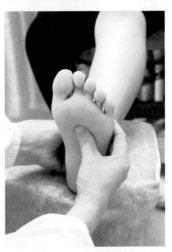

揉涌泉

十三、后承山（承山）

【位置】在腓肠肌交界之尖端，人字形凹陷处。

【操作】用拇指指端揉之，称揉承山；用拇指和食、中二指相对提拿筋腱，称拿承山。

【次数】揉 100 ~ 300 次，拿 3 ~ 5 次。

【主治】下肢痿软、惊风抽搐。

【临床应用】通经活络，息风止痉，常用于治疗惊风抽搐、下肢痿软、腿痛转筋等，常与拿委中等配合运用。

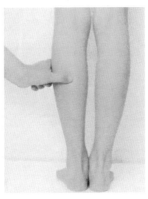

拿承山

十四、足三里

【位置】外膝眼下三寸、胫骨旁一寸。

【操作】用拇指端作按揉法，称揉足三里。

【次数】50 次。

【主治】腹胀、腹痛、泄泻。

【临床应用】本穴属足阳明经，能健脾和胃、调中理气、导滞通络，多用于消化系统疾病，常与推天柱骨、分推腹阴阳配合治疗呕吐；与推上七节骨、补大肠治脾虚腹泻；与捏脊、摩腹等配合应用，作为小儿保健。

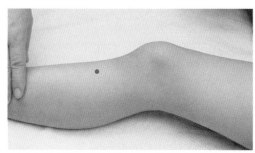

足三里

第三章

爸爸妈妈动动手，
宝宝健康不用愁

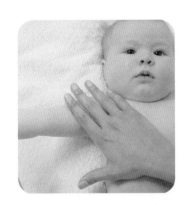

　　爸爸妈妈用手或借助一定的器具，在患儿体表按各种特定的要求和规范化的动作进行操作，就是小儿推拿手法。小儿推拿手法不是随意的，它特别强调操作的技巧和规范化的动作，这是千百年来历代小儿推拿医家在长期临床实践活动中不断总结、完善和发展起来的，是前人智慧的结晶，是治疗疾病的关键所在和取得疗效的根本保证。同时，只有按照这种技巧和规范化的动作进行操作，才有利于推拿学术的互相交流、繁荣和提高。所以，对手法的定义、操作要领、适用范围、注意事项等知识，决不能忽视。

第一节　小儿推拿手法概述

小儿推拿手法的基本要求是均匀、柔和、轻快、持久，从而深透以调节藏府、气血、阴阳，使之复归于平衡。

均匀：指手法的动作要有节律性。同一种手法，不能时快时慢，用力要轻重得当；在确定治疗方案时，要轻重手法搭配，如小儿推拿一般以推法、揉法为多，推时要平直，频率要快而持久。揉以"和"之，其轻重适宜，频率适中，小儿易于接受，较好地体现了均匀这一原则；而摩法虽然是皮动肉不动，但决不能浮躁，摩时较长，频率较慢，也很均匀。掐法、捏法等，要求快、少，且掐捏之后，常继用揉法、摩法；按法也常配合揉法应用。同时，小儿推拿的手法交替要连续，不要随意中断。

柔和：指手法用力要缓和、平稳。小儿推拿的大多数手法用力都轻，都要在小儿能忍受或感觉舒适、不哭闹的前提下进行。即使施以重手法，也应深沉、刚中有柔、中病即止，不可一味攻伐。

轻快：指小儿推拿手法较成人频率要快，力度更轻。目前临床操作，成人推拿手法频率大多为120～160次/分，而小儿推拿频率一般为160～260次/分左右。力度普遍较成人轻，因为小儿肌肤柔弱，不耐重力。轻刺激固然弱，但不断地，甚至是连续地作用于经穴，则可使轻手法由量变到质变，产生阈上刺激，发挥良性治疗作用。

持久：指小儿推拿需要更多的时间作保证。由于小儿推拿手法较轻，操作部位较成人有别，常规操作除不忽视病变部位外，还有头部操作等内容，这就需要增长时间，以确保疗效。临床上成人推拿大多15～30分钟/次，而小儿推拿一般都在30～40分钟/次以上，许多名家在治疗一些疑难杂症时，有时推1～2小时。持久这一手法特点，要求小儿推拿工作者要耐心、细致、保证质量、保证时间。

均匀、柔和、轻快、持久都是对手法的基本要求。医生在操作时正是通过手下的均匀、柔和、轻快和持久，最终达到深透而防病治病、强身健体之目的。

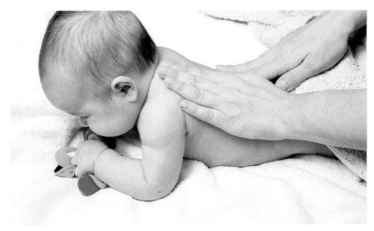

小儿推拿手法

小儿推拿手法的操作顺序，一般先上肢，次头面，或先头面，次上肢，再在病变部位操作，也可先重点，后一般。强刺激手法，除急救外，一般放在最后操作，以免小儿哭闹不安影响治疗进行。

小儿推拿手法种类较多，有不少手法和成人推拿手法相似。但有的手法虽然在名称上和成人手法一样，而在具体操作上却完全不同，如推法等。有些手法，用于小儿，而不用于成人，如运法、捣法等。

在临床应用上，小儿推拿手法经常是和具体穴位结合在一起的。如补肺经（旋推肺经穴）、清肺经（直推肺经穴）、掐人中（用掐法于人中穴施术）、捣小天心（杵点小天心穴）、揉中脘（用揉法于中脘处）。此外，还有许多复式操作，更为小儿推拿所独有，如搓摩胁肋、开璇玑、捏脊、运水（土）入土（水）、水底捞明月、苍龙摆尾等。这些手法和操作部位都不是单一的某法某部，而是综合性的操作，是历代相传、用之确有良效的推拿方法，应该很好地加以继承和发扬。

在推拿手法的练习和施术时，一定要有务实精神，要着眼于深透，临床上不能单纯追求姿势华美，甚至弄虚作假，"发功"骗人，要讲究医德医风。

施行手法时，医生和患儿的位置也很重要。原则上应以患儿为主，在使患儿舒适、安静的前提下，充分暴露治疗部位，如退六腑应使前臂屈曲，清天河水应伸直前臂，捏脊应取俯卧位，揉龟尾以小儿俯卧、抬头为佳，治肌性斜颈，头应侧偏。一般临床上有要家长抱坐或抱卧患儿的要求，以增加小儿的安全感，所以医生必须取得患儿家长的配合。在此基础上，医生应取省力、适用、美观的姿势。注重医患之形，在小儿推拿中谓之"调形"。

除了调形外，小儿推拿还特别强调"调神"，神是生命活动的总体现，是建立在气、血、精、津液等物质基础之上的功能活动的概称。只有神气畅然、神机运转，藏府经气的感应性才灵敏，阴阳才容易协调。小儿推拿的实质是医生施以手法作用于小儿特定的穴位和部位，通过皮部穴位、经络的感应而调整气血、阴阳及藏府的功能。这种感应性是"神"的表现形式，它与人体所处状态密切相关。哭闹时，患儿手足躁动，皮肤收缩，胸腹紧张，呼吸加速，神浮而不宁，感应性降低；睡眠时，血归于肝，气行缓慢，穴位经络处于松弛、休息状态，神滞而不运，感应性降低。所以，医生在运用手法时，要尽可能使患儿处于清醒、安宁、神机畅运、感应灵敏的状态，这是取得临床疗效的内在因素，决不可忽视。

由于小儿肌肤柔弱，所以，在施行手法时一般都要配合适当的介质。使用介质首先必须考虑它是否能对肌肤起保护作用。如常用的滑石粉、冬青膏及按摩油、水等，都有润滑、滋养之功，能避免按摩对皮肤的损伤。除此之外古人还特别强调根据不同的病证，选用不同的介质，如寒证，可用葱姜捣汁，蘸汁推拿，以散寒解毒，通络助阳，亦可用吴茱萸、丁香、丹参、附片等泡或煎汁推拿。热证可用蛋清、酒精，前者凉润、清心泻火，多用于虚热；后者辛散，入络透热，多用于实热、血热。根据不同季节选取药物也是小儿推拿的特点。如《幼科推拿秘书》有"春夏汤宜薄荷，秋冬又用木香，咳嗽痰吼加葱姜，麝尤通窍为良，加油少许皮润"的说法。按摩介质的制作和使用是祖国医学的宝贵遗产，应该不断总结、不断创新。

第二节　小儿推拿基本手法

一、推法

【定义】

用拇指或食、中二指指面沿同一个方向运动称推法，在临床上可分直推法、旋推法、分推法和合推法。

（一）直推法

用拇指桡侧缘或螺纹面，或食中指螺纹面在穴位上做单方向的直线的推动，称为直推法。

【动作要领】

1、直推时，手握拳，伸直拇指或食中二指。

2、肩、肘、腕关节放松，用拇指作直推法时主要靠拇指的内收和外展活动，用食中指作推法时主要靠肘关节的屈伸活动。

3、推时可根据需要用双手或一手，可向上、向下推动，但无论向何方向均要行似直线。

4、推法用力较揉法轻，是在皮表进行操作，不要推挤皮下组织。

5、推法的速度，约每分钟在 250 ～ 300 次。

6、直推法和其他几种推法，在施行时均应用指蘸取药物。蘸取药汁时要干湿得宜，过干过湿均为不宜。

【临床应用】

直推法是小儿推拿常用的手法，常用于"线"状穴位，如开天门、推天柱骨、推大肠、推三关等等。直推法有向上（向心）为补、向下（离心）为清之说，应用时因穴位不同，补清之说也不完全一致。

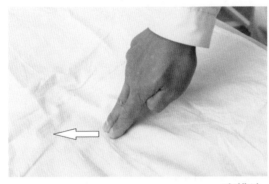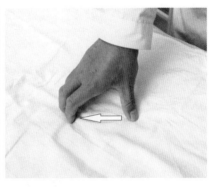

直推法

（二）旋推法

用右手拇指螺纹面在穴位上做顺时针方向的旋转推摩，称旋推法。

【动作要领】

1、旋推法，犹如用单指作摩法，不得带动皮下组织。

2、速度较直推法缓慢，约每分钟 200 次。

3、推时仅靠拇指小幅度运动。

【临床应用】

旋推法主要用于手部"面状"穴位，如旋推脾经、肺经、肾经等。临床中一般以旋推为补。

（三）分推法

用双手拇指桡侧缘或螺纹面，或用双手食、中指螺纹面自穴位中间向两旁作分向推动，称分推法，又称分法。

【动作要领】

1、向两旁分推时，动作应轻快，不要重推如抹法，也不要重按如捺法。

2、向两旁分推时，既可横如直线，也可弯曲如弧线。

3、向两旁分推如直线时速度较快，幅度较小，约每分钟 250 ~ 300 次；分推如弧线时，则速度稍慢，幅度较大，约每分钟 200 次。

【临床应用】

本法轻快柔和，能分利气血，适用于坎宫、大横纹、璇玑、腹、肺俞等，因向左右分向推动，故而这几种操作又被称为分阴阳。

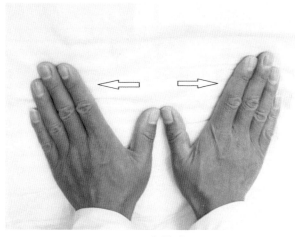

分推法

（四）合推法

用双手拇指螺纹面从穴位两旁向中间推动合拢，称为合推法，又称合法、和法。

【动作要领】

1、该法动作恰与分推法相反，不同的是仅有横向合推，无弧形合推。

2、合推法动作幅度较小，推时不要向中间挤拢皮肤。

【临床应用】

本法临床应用较少，仅用于合推大横纹，能和理气血。因从左右两旁向中间合拢推动，故而又称合阴阳。

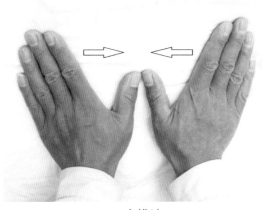

合推法

二、拿法

【定义】

捏而提起谓之拿。用拇指与食、中指相对捏住某一部位或穴位，相对用力提捏或用拇指与其余四指相对捏而上提。

【动作要领】

1、操作时，肩臂要放松，腕掌自然蓄力，拇指指面一定要同其余两指（食、中指指面）或其余四指正面相对。

2、提起时，不要扯动，捏而提起应自然。

3、补泻的关键在力度，力度的关键在接触面积，如用指端、指腹、指面，甚至整个指掌作接触面积，其效力显然是不同的。

4、除捏而提起外，有时用食指或中指指端在筋腱上扣拨，即弹筋拨络，亦称为拿法，如拿极泉、拿委中等。

【临床应用】

1、外感之证，不论风寒风热，凡头痛、颈强、发热、无汗，均可拿之以祛邪外出，活络止痛。

2、阳虚内寒，气机下陷，神萎不振，少气懒言，均可轻拿之以振奋精神，助阳气之升。

3、寒湿困阻，饮食所伤，患儿腹痛夜啼，烦躁不安，宜重拿之，以导滞行气散结通络。如拿肚角，其止痛效果较为肯定。

4、拿肩井可作为总收法,在各种推拿治疗完毕之后施用之,以调和气血。如《幼科铁镜》说:"肩井穴是大关津,掐此开其气和血,各处推完将此掐,不愁气血不周身"。

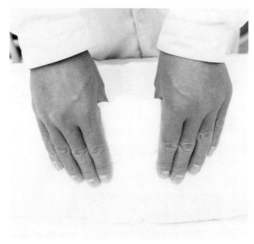

拿法

三、按法

【定义】

以拇指、中指指端或指面或手掌,在选定的穴位或部位上用力向下按压,称按法。

【动作要领】

1、按压时,肩、肘均应放松,蓄力于掌(掌按法)或指(指按法),逐渐用力,向下按压,得气为度。

2、点按时,力的作用方向有三种,单纯作用于穴位时,应垂直用力。顺经络按法为斜向45度,与经气流行相同;逆经络按法为斜向45度,与经气循行方向相反;前者为补,后者为泻;就升降而言,点按方向朝上为升,朝下为降。

3、可持续点按,亦可一压一放间断用力,反复进行。

【临床应用】

1、"按之则热气至,热气至则痛止矣",故按法是温法的代表手法。

2、指按又叫"杵针",以指代针是也。故凡可针刺之处,均可用按法代之,其适用范围相当广泛。

3、指按法接触面积较掌按为小，作用力度较掌拄为强，重在经穴，能通经活络、开通闭塞，而掌按法重在温经散寒、温中止痛。

4、按法常与其他手法配合应用，如按揉合用、按与震颤合用等。

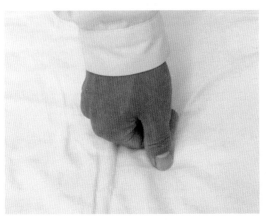

指按法

四、摩法

【定义】

将食、中、无名、小指指面或掌面紧贴穴位上，以腕关节连同前臂做顺时针或逆时针方向的环形摩擦移动，称摩法。以指面着力称指摩法，以掌面着力称掌摩法。

【动作要领】

1、肩臂放松，肘关节微曲，指掌着力部分随腕关节运动而旋转，动作要协调。

2、摩法是"皮动肉不动"，故在环旋抚摩时，不得带动皮下组织。

3、根据病情和体质，注意摩的顺时针或逆时针方向，以达到预期补泻效果。

4、摩的时间应稍长，频率稍缓，约120～160次/分。

【临床应用】

1、摩法轻柔，舒适，最易为患儿接受，是临床最常运用的手法之一，具有理气活血、健脾温中、消积导滞及消肿镇痛之功。

2、掌摩法适用于胸腹胁肋等部位，摩时宜缓，对脾胃疾病最为有效。指摩法多用于患儿头面等部位，摩时稍急，能安神镇静或升提气机，如摩囟门、摩百会、摩印堂等。

3、在使用摩法时，常配合药膏运用，临床称之为膏摩。膏的种类繁多，是摩法的特色之一，应该整理继承。

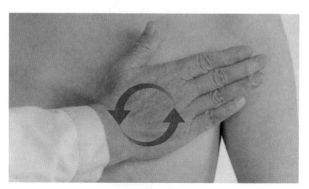

掌摩法

五、揉法

【定义】

以中指或拇指指端，或掌根，或大、小鱼际吸定于穴位，以腕关节和掌指关节的屈伸旋转为主动，或以腕关节回旋运动为主动，带动吸定部位作顺时针或逆时针方向旋转运动，称揉法。以指端吸定于穴位称指揉，大鱼际吸定于穴位为鱼际揉，掌根吸定于穴位称掌根揉。

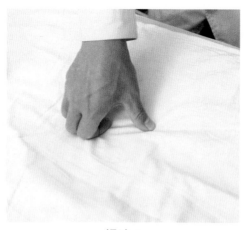

揉法 1

【动作要领】

1、操作时，压力要均匀着实，动作柔和而有节奏。

2、肩、肘放松，依靠前臂的摆动和腕关节的回旋运动为主动运动，带动掌指或鱼际，而作用部位始终吸定，如连轴般运动。

3、揉法的特点是"肉动皮不动"，因此，用力宜重些，要带动深层组织运动，但不要在皮肤上摩擦。

4、操作频率约 160 ~ 200 次 / 分。

【临床应用】

1、"揉以和之"，揉法是和法的代表手法，可以和气血、和筋络、和阴阳。寒热无偏，功能消肿止痛，祛风散热，理气消积。

2、鱼际揉法和掌揉法用于面状穴，指揉法常用于点状穴，可一指揉（常用中指或拇指），对多个穴位亦可用二指（多用拇、食指或食、中指）或三指（拇、食、中或食、中、无名指）同揉。

3、揉法比较和缓、舒适，小儿最易接受，是临床最常用的方法，揉的时间宜长，力度适中，结合方向、频率，可补可泻。

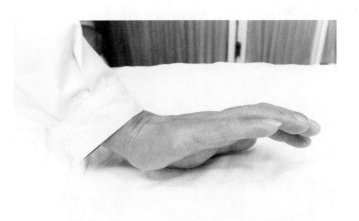

揉法 2

六、运法

【定义】

用拇指或食、中指指端在穴位上做由此及彼的弧形或环形运动，称运法。

【动作要领】

1、操作时，指面一定要贴紧施术部位，不能左右偏颇。

2、运的路径或弧或圆，不能随意乱运。

3、操作频率120～200次/分。

4、摩法、运法、旋推法有类似之处，即运动轨迹都可以是圆形，都常用于面状穴位。但摩法是皮动肉不动，宜轻宜缓；旋推乃推法之一，推则深透性强，宜重宜急；运介于二者之间。另从三者的接触面积分析，摩法可适用于大范围的操作，如摩腹、摩囟门等，而旋推则只适用于小范围的操作，因此，一旦需大范围又要有一定的力度，甚至带动皮下组织运动时，就只好以运法代之，所以摩法最轻，运法稍重，旋推最重，临床不可不辨。

【临床应用】

1、运则行之，可行气、行血、行津液、化饮食。由于体内静是相对的，动是绝对的，行则动之，故运法能使气血流动、筋络宣通、气机冲和，对各种瘀、滞、积、肿疗效均佳。如瘀血阻络、头痛、胸痛、牙痛，可运百会、运太阳、运膻中；气机阻滞、胃痛、腹痛，可运内八卦、运外八卦。饮食积滞、厌食、呕吐、腹泻，可运中脘、运丹田。因水液内停，肿胀咳喘，宜运土入水，或运水入土。

2、运八卦。八卦是同一个平面上的八个不同的方位，共同构成等距离圆周，故运时有方向性，具体使用时应视病情而定。

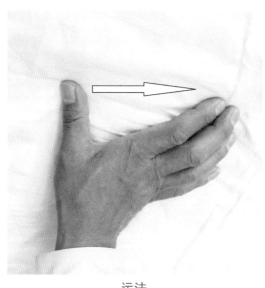

运法

七、掐法

【定义】

用拇指垂直用力，或用指甲垂直切入穴位或皮肤，称掐法。

【动作要领】

1、手握空拳，伸直拇指，指腹紧贴于食指桡侧，垂直向下用力，得气而止。

2、用拇指指甲垂直向下切入穴位皮肤，动作要快、狠，但时间短暂，且不破皮。

【临床应用】

1、掐法属强刺激手法，有痛感，常引起患儿啼哭，正如《厘正按摩要术》所说："掐由甲入，用以代针，掐之则生痛，而气血止。"说明该法渗透力最强，甚至可闭经络、止气血。所以，非急救重证，一般不乱投该法。

2、患儿高热、无汗而烦，继之可发展为惊风，表现为眼目上翻，手脚抽搐，甚则神昏，此时常用掐法，可发汗、退热、定惊，如掐人中、掐二扇门、掐精灵、威宁等。

3、阴阳离绝或气血逆乱，其他手法难以救逆，唯有掐法，患儿因痛而㤅，妄行逆乱之气突然闭止，正气或可康复，阴阳或可续接，如掐百会、掐阳陵泉、掐涌泉等。

4、掐法还用于气机逆乱之证，如胃痛、腹痛可掐内关，呃逆可掐天突、掐中脘，夜啼可掐神阙。

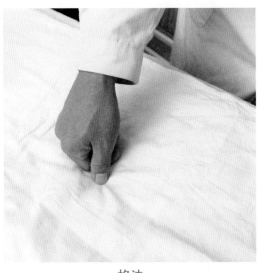

掐法

八、捏法

【定义】

用拇指桡侧缘顶住脊柱两旁的皮肤，食、中两指前按，三指同时用力提拿皮肤，双手交替捻动向前；或食指屈曲，用食指中节桡侧顶住皮肤，拇指前按，两指同时用力提拿皮肤，双手交替捻动向前称捏法或捏脊。

【动作要领】

1、拇食二指或拇、食、中三指提拿皮肤，次数及用力大小要适当，且不可带有拧转。提拿皮肤过多，则手法不易捻动向前；提拿过少，则易滑脱不前。操作时手法一定要流畅。

2、操作时两手交替前行，不可间断，捻动须直线进行，不可歪斜。

3、捏脊一般由下（龟尾）至上（大椎）。

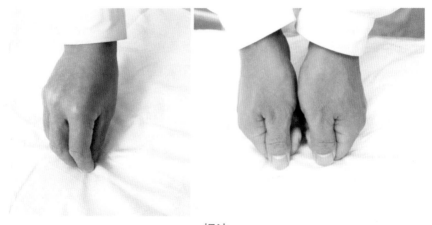

捏法

【临床应用】

1、捏脊，脊为督脉所居，总督诸阳，为阳经之海，故捏脊能促进小儿生长发育、温阳、通阳、助阳，凡阴寒之症如水肿、遗尿、流涎、久泻、久咳喘等均宜运用。

2、捏脊亦称捏"积"，凡食积体内，所致之厌食、呕吐、腹泻、胃痛、腹痛、积滞、疳积均有特效。推而广之，积有食积、痰积、虫积、血积等，运用捏脊都可化之。

3、该法为补中有泻、攻补兼施，故上述病症不论虚实、不论久新，均可运用该法，捏脊也因此成为小儿推拿的流派之一。

4、由于捏脊重在督脉与脾胃的调治,因而也治疗因此而致的失眠、头痛、心悸、黄疸,不仅用于小儿,也用于成人。

5、操作时,可捏三下或五下提拿一下,临床称作"捏三提一"或"捏五提一",于是该操作法包含有推法、捏法、提拿法、按法、捻法等数法,已不同于单一的某种小儿推拿法。

九、搓法

【定义】

用双手掌挟住一定的部位,相对交替用力做相反方向地来回快速搓动,同时作上下往返移动,称搓法。

【动作要领】

1、操作时,双掌相对用力,前后交替揉动,即双手掌先挟持,后揉搓。

2、动作协调、柔和、均匀,搓动要快,由上向下缓缓移动,但不要间断。

【临床应用】

1、搓上肢、下肢为推拿治疗的常用结束手法,具有疏通经络、行气活血、放松肌肉的作用。操作时应让患儿放松,双上肢或下肢自然下垂。

2、搓摩胁肋,能化积行气、疏肝解郁、消症消痞。成人用之嗳气、郁闷立解,矢气增多;小儿用之可消食下气,用于厌食、腹胀、腹痛或胁下痞块(肝脾肿大)。

3、搓揉胸背,从上向下,缓缓用力,可降肺止咳平喘。

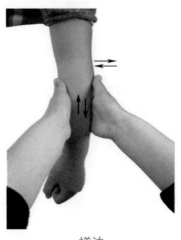

搓法

十、摇法

【定义】

用一手托扶关节近端,另一手握住关节远端,作一定幅度的环转运动,称摇法。

【动作要领】

1、操作时,患儿应放松,肢体自然下垂,操作动作要缓和稳定,频率适宜。

2、摇动的方向和幅度须在生理许可范围内。

【临床应用】

1、摇法主要用于人体关节,具有舒通经络、活血化瘀、解除粘连、恢复关节功能的作用,常用于小儿脑瘫、萎证、肥胖、伤筋等病证的治疗。

2、临床常用的小儿推拿手法有掐(摇)总筋、摇肘肘等,本为摇法,但也归于运法范畴,文献中有寒证往里摇、热证往外摇的记载。

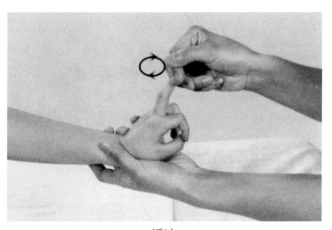

摇法

十一、捻法

【定义】

用拇、食指螺纹面捏住一定部位,作相对用力捻动,称为捻法。

【动作要领】

1、肩肘放松,拇、食指螺纹面捏而揉动,故捏揉谓之捻。

2、频率稍快,约 160 ~ 220 次 / 分。

3、动作要灵活,不可呆滞,边捻边移动。

【临床应用】

1、一般用于四肢小关节，具有滑利关节、消肿止痛之功，如指（趾）间关节扭伤、手指功能障碍等。

2、上、下肢理筋，习惯上从肩（髋）起，从上至下，至指（趾）而止，故捻法常作为上下肢理筋的结束动作而广泛采用。

3、对于一些肌肉，在弹筋的同时，可配合捻法，能有效地伸展肌肉加强疗效。如治肌性斜颈时，可对胸锁乳突肌施以捻法。

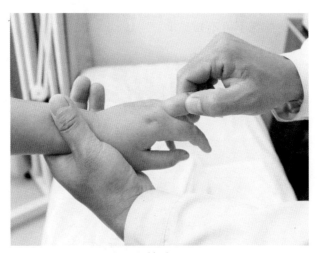

捻法

十二、拍击法

【定义】

拍击法可分为拍法和击法。拍法用虚掌，击法可用掌根、掌尺侧缘、拳背以及手指端或手指背。二者均用其接触部位，节律、短促、快速地拍（击）打体表。

【动作要领】

1、肩肘腕关节充分放松。

2、接触部位，如虚掌、掌根、掌尺侧缘、拳背及手指端、手指背均应垂直作用于治疗部位。拍击时，作用时间短促，即迅速拍击、迅速抬起、频率宜快、节奏感强。

3、拍击时不能有拖动动作，但整个拍击中可缓慢移动。

【临床应用】

1、拍击法用于通经活络，对各种痹证、萎瘫、四肢麻木、感觉迟钝等有较好疗效。

2、能解痉止痉、活血舒筋、消除肌肉疲劳，常用于上下肢治疗结束后的放松动作。

3、前后挟持小儿胸背，或左右挟持小儿两胁，节律性轻轻缓拍从上至下，能降肺平喘止咳，或平肝降胃、消食化积，是小儿常用的降法之一。

4、用手指端或指背如雨点般击打头部，既可提神醒脑、开窍益智，又可镇静安神、镇惊止痉，临床不可不知。

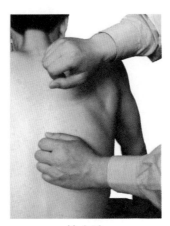

拍击法

十三、扯法

【定义】

捏（挟）而揪提谓之扯，又称小拿。

【动作要领】

1、可用拇食指指端捏住皮肤，或用屈曲之食、中指中节挟住皮肤，适当用力揪提，放松，再揪提，再放松，反复进行。

2、动作有节奏，力度稍强。

3、可配合适当介质，以局部皮肤红紫为度。

【临床应用】

1、中暑，证见无汗而烦，头昏头晕。此时内因暑热迫蒸，耗气耗液；外因湿蕴闭郁，腠理不通，急以扯法，能清暑透邪，畅达表里，用之立效。

2、外感高热无汗，此时，热度可高达 39℃以上，无汗可出，邪不能解。运用扯法，使皮肤红紫，乃取"红汗"也，正应《伤寒论》所谓"衄则愈"。其法在民间广泛应用，取名为"痧"，疗效可靠。

3、惊风、闭证，用扯法，可定惊、开闭，有一定疗效。

4、扯法的常用部位有印堂、天突、人印、夹脊、肘窝、腘窝等处，与扯法类似的手法有刮法、捏挤法、重擦法等。

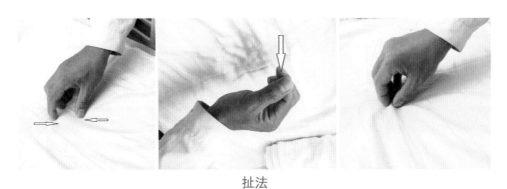

扯法

十四、刮法

【定义】

用瓷汤匙、钱币、玉环等的光滑边缘，或用拇指的桡侧缘，紧贴皮肤，来回或单向刮动的方法为刮法，民间称为刮痧。近来有用牛骨或硬塑料做成专门的刮器，介质也进行了极大的改进，由此形成了流派。

【动作要领】

1、所用器具，边缘必须光滑、整洁。

2、刮时要紧贴皮肤，用力适当而自然。

3、刮的路径应为直线，且与筋脉方向平行。

4、刮时应用介质，刮至皮下充血，皮肤见紫红色为度。

【临床应用】

1、轻刮者，搔也，快推也，有补有泻，视方向而定，当辨证运用。

2、重刮同扯法，刺激较重，能散发郁热、解暑透邪或定惊启闭。

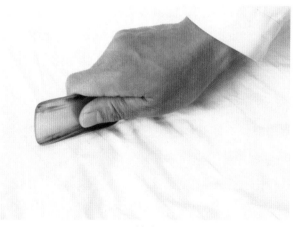

刮法

十五、捏挤法

【定义】

以两手拇、食指在选定部位或穴位上，固定捏住一定的皮肤，然后四指一齐用力向里挤，再放松，反复操作，使局部皮肤红紫为度。这种操作法称捏挤法。

【动作要领】

1、四指的着力点应成正方形或长方形。

2、捏住的皮肤要着实，两手用力要同时向里挤，不能一手轻一手重。

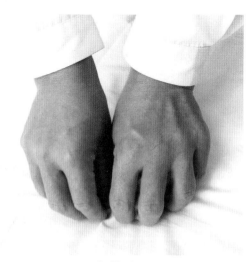

捏挤法

【临床应用】

1、同扯法，广泛用于中暑、痧证、高热无汗及惊风、闭证的治疗。

2、可消食化痰，用于小儿厌食、腹胀、呕吐等。对小儿饮食发热，既能退热，又能消积，标本同治，疗效尤佳；对痰涎壅盛、咳喘气急、喉间痰鸣、鼻翼翕动等，也有显著疗效。

3、清利咽喉，用于小儿乳蛾、喉闭、声嘶等也有疗效。

十六、擦法

【定义】

用手掌面、大鱼际或小鱼际着力于选定部位，进行直线来回摩擦称擦法。

【动作要领】

1、沿直线往返，不可歪斜。

2、着力部位紧贴皮肤，力度适中，不要擦破皮肤。

3、频率较推、摩法快，约160～240次/分，动作要均匀连续，节奏感强，以透热为度。

【临床应用】

1、擦能生热，擦法具有柔和的温热刺激，能温经通络，温中散寒，解痉镇痛。广泛用于风寒外束、肌腠闭郁、正邪相争之外感寒证，同时又用于脾胃虚寒之胃痛、腹痛、消化不良等，能温中而散内寒；对肢体麻木、痹痛不止等经脉客寒也能逐之。

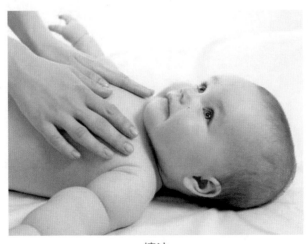

擦法

2、擦法渗透力强，产热较多，故许多医家凡推拿结束，在损伤局部都喜欢用擦法，使热力透下，以加强疗效。

3、重擦又能散热，扩张血管，甚至使局部红紫，所以，热证、实证及急危重症，也常用擦法。

十七、捣法

【定义】

用中指指端或食、中指屈曲的指间关节，有节奏地快速敲打穴位，称捣法。前者相当于"指击法"，后者称为"笃"法。

【动作要领】

1、肩肘放松，指间关节屈曲，以腕关节的屈伸为主动运动，带动指间关节敲击穴位。

2、捣法要求穴位准确，接触时间短，用力富有弹性。

【临床应用】

1、以指代针，点捣是也。轻点、久点，久留针也，似补；捣，快进快出，谓泻也。

2、捣的方向与疾病趋势方向相反，如口眼㖞姿式斜，向右斜，朝左捣；向左斜，朝右捣；眼上视，朝下捣；眼下翻，朝上捣。

3、主要临床功效为安神定志、化痰镇惊、疏通经络，用于惊风、眼上下翻、左右斜及口眼歪斜等。近来，用该法治目疾、鼻疾取得了较好疗效。

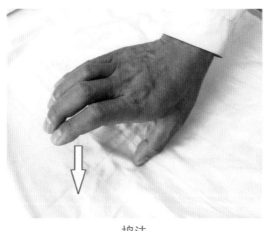

捣法

第三节　小儿推拿复式手法

在小儿推拿中，具有特定姿势、特定名称和特定主治功用的小儿推拿手法称复式操作法。这些复式操作法在文献中，或称"大手法""大手术""复合手法"等。它们不同于前面介绍的单一手法，常常是一种或几种手法，按一定程式在一个或几个穴位上进行操作。这些方法为小儿推拿所特有，大多为古法，是经过历代相传不断完善并继承下来的，但本书也介绍了一些作者自己在临床运用中已固定下来，又确有疗效的方法。

一、黄蜂入洞

【操作】用食、中两指指端在患儿两鼻孔内或其下作上下揉（捻）动。

【次数】20 ～ 50次。

【功用】温肺散寒，开窍摄涕。

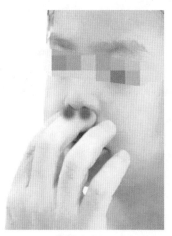

黄蜂入洞

【临床应用】该法属性温热，能开肺窍、通鼻息、发汗解表，常用于外感无汗及鼻塞鼻渊、头昏头痛、流涕不止、呼吸不畅等症。临床运用该法时，小儿多啼哭挣扎，利于发汗。而捻揉鼻孔内时，患儿又憋气，使鼻腔内压增大，有利于摄涕，甚至通便。

二、双凤展翅

【操作】

1、提耳：用双手食中指夹持患儿两耳，向上提数次。

2、点穴：按顺序分别点按承浆、颊车、听会、太阳、眉心和人中。

【次数】提耳3～5次，掐穴3～5次，可反复操作3～5遍。

【功用】温肺散寒。

【临床应用】由于该法涉及穴位较多、较重要，功效比较全面，因此可用于全身按摩，尤其是头部按摩、点穴按摩的起式之一。此外，该法常用于外感风寒和风热感冒、咳嗽痰多等症，具有祛风散邪、通经开窍及止咳化痰之功。

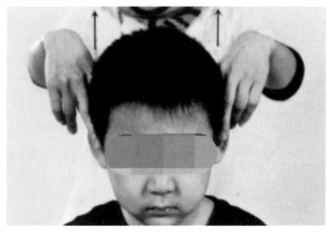

双凤展翅

三、苍龙摆尾

【操作】

1、搓揉肘：用右手拿患儿食、中、无名三指，掌向上，左手自总筋至肐肘来回揉搓。

2、摇肘：左手拿肐肘，右手持儿三指摇动，如摆尾之状。

【次数】搓揉5～10次，摇10次，可反复数遍。

【功用】开胸降气通便。

【临床应用】能开胸泻热，用于胸闷气盛心烦不安、身热无汗等症。其降气通便又常用于治痞满、烦渴、口臭、呕吐、便秘等症。

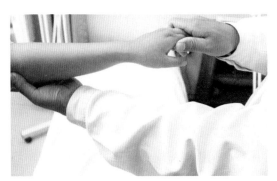

苍龙摆尾

四、凤凰展翅

【操作】

1、按揉阴阳二穴：用双手扼患儿腕部，双拇指分别按揉阴阳二穴。

2、摆腕：左手拿肘肘，右手扼患儿腕部，牵拉时向下摆动几次，再向上向外摆动。

【次数】按30次，向下摆3～5次，向上摆1次，可反复数次。

【功用】温里散寒，降逆止呃。

【临床应用】能温中散寒，宜通气机，常用于寒喘、痰鸣，或呃逆频发。

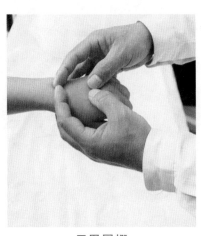

凤凰展翅

五、猿猴摘果

【操作】

1、提耳：以双手食、中指侧面分别夹住患儿两耳尖向上提。

2、摘果：再从上至下用拇、食指捏揉（捻）两耳郭，最后捏住耳垂向下牵扯，如摘果之状。

【次数】向上提耳 3 ~ 5 次，依次向下捏揉及下扯 3 ~ 5 次，可连续操作 5 ~ 10 遍。

【功用】利气化痰，健脾和胃。

【临床应用】临床善治喘咳、痰鸣、食积、食少、腹胀、寒热往来、疟疾等病证。

六、二龙戏珠

【操作】

1、按捏阴阳二穴：医者右手拿患儿食、无名二指指端，左手按捏阴阳二穴，缓缓向上按捏及曲池。寒症重按阳穴，热症重按阴穴，按捏同时右手提患儿食、无名指。

2、摇腕：左手拿捏阴阳二穴，右手拿患儿食、无名指摇动。

【次数】按捏 5 ~ 6 次，摇动 20 ~ 40 次。

【功用】调和阴阳。

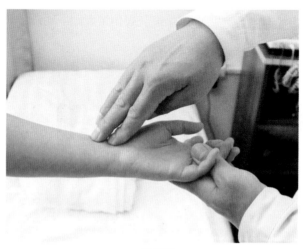

二龙戏珠

【临床应用】该法性温和，重在调理阴阳，既能通阳散寒，又能退热镇惊，广泛用于寒热不和之寒热往来，四肢厥逆；脾胃不和之呕吐下利；上下不和之头汗、颈汗，或上热下寒、上寒下热等。对高热、痰浊等所致四肢抽搐、惊厥等症也有效。在具体调和阴阳时，可根据阴阳偏盛，采用不同的手法。

七、运土入水

【操作】用大指外侧缘自患儿脾土穴沿患儿掌边缘运至小指端肾水穴。

【次数】100～300次。

【功用】滋养肾阴。

【临床应用】运土入水适用于土盛水枯之证，取其泻土增水和以土克水之意，泻土增水用于腹胀、厌食、烦渴、便秘、小便频数短少，以土克水多治疗水肿、淋症、癃闭、尿浊、泄泻等。

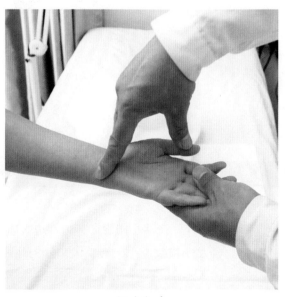

运土入水

八、运水入土

【操作】用大指外侧缘自肾水穴沿掌根运向大指端脾土穴。

【次数】100～300次。

【功用】健脾养胃，润燥通滞。

【临床应用】运水入土适用于水盛土枯之证。土枯有两种表现，其一，胃阴不足，胃火太盛，证见多汗、烦渴、喜冷、口舌糜烂、舌苔花剥、睡眠不佳等。其二，脾土不足，中气下陷，证见久泻脱肛、疳积、少气、形瘦等。前者取以水润土，后者源于脾阳根于肾阳之意。另脾为后天之本，肾为先天之本，先天生后天，后天养先天，二者密不可分，相辅相成，故临床常先后天共调，先后天双补，在小儿推拿时最佳方法莫过于运土入水与运水入土同时操作。

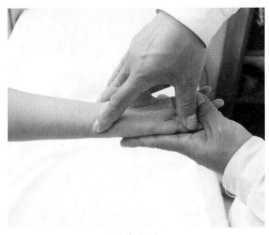

运水入土

九、水底捞明月

【操作】

1、用凉水滴于掌心内劳宫处，在掌心作旋推，边推边吹凉气。

2、由小指根推运起，经掌小横纹、小天心、大鱼际内侧缘至内劳宫处，一拂而起，边推边吹凉气。

【次数】旋推 3 ～ 5 次，推运 10 ～ 30 次。

【功用】清热凉血。

【临床应用】

1、外感风热或风寒入里化热，证见身热、无汗而烦，在解表取汗的同时，水底捞明月，有助于热退、汗出。

2、热在气分见大热、大汗、大渴、脉洪大，速用此法，功同"白虎"，性凉退热。

3、热入营血之神昏、舌绛、鼻衄、齿衄，用该法可透热转气，宁心安神。

4、阴虚内热见五心烦热，水底捞明月，直取两手心，能有效缓解症状。

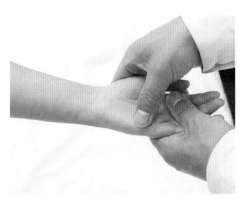

水底捞明月

十、打马过天河

【操作】

1、先用右手中指运内劳宫。

2、右拇指点按小天心或内劳宫，左手食、中二指指面沾凉水，由总筋穴起，交替弹打至洪池穴（曲泽），或用食、中、无名、小指从总筋拍打至肘弯，边打边吹凉气。

【次数】10 ～ 30 遍。

【功用】清热，通经活络。

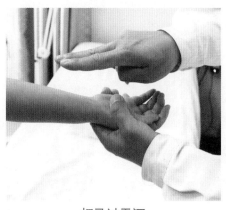

打马过天河

【临床应用】

1、广泛用于各种实热证,不论卫分热盛,还是气分之热,或热入营血均可应用,为清法要法之一。

2、能通经活络,如经络闭塞之厥逆,或窍道闭阻之神昏、耳聋、鼻渊等,用之均有良效。

十一、开璇玑

【操作】璇玑又名胸中,天突下一寸,属任脉。此处之开璇玑包括四个步骤:1、从璇玑穴处自上而下沿肋间隙,向左右两旁分推。2、从鸠尾穴向下直推至脐部。3、顺时针摩腹或在脐两旁推拿。4、从脐中下推至小腹。

【次数】每步骤操作 10 ~ 30 次,共操作 10 ~ 20 遍。

【功用】降上中二焦之逆气。

【临床应用】

1、上焦之气逆、气聚、气闭,证见咳嗽、哮喘、痰鸣、胸闷、烦躁、身热、鼻塞、流涕、泪多等,均可配合该法。

2、中焦气逆、积滞之呕吐、呃逆、胀满、疼痛、泄泻等症也是适应范围之一。由于该法的操作从上至下,能引上中焦之气下行,所以该法是临床重要的降法之一,只要有气逆,即气之升散太过,均可用之。

3、下焦潜纳无力:如久喘、少气、遗尿等,也可用该法助气下行。

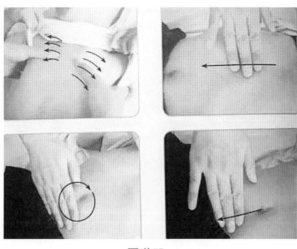

开璇玑

十二、按弦搓摩

【操作】患儿两手交扣，放在头上。医者在患儿身后，用双掌在两腋下，自上而下沿胁肋搓摩，至腹部时，就势按揉天枢穴几下，然后抬起。

【次数】每次搓摩 10 ~ 20 次，按揉 3 ~ 5 次，共 5 ~ 10 遍。

【功用】疏肝理气，降气化痰。

【临床应用】

1、肝郁气结之痞块、症瘕，肝风惊泻及抽搐等均可应用。

2、胃肺气逆之胸闷气促、咳嗽痰滞、呃气、食少等症，用之能降气化痰。

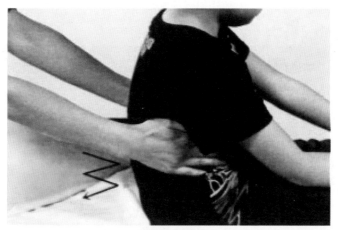

按弦搓摩

十三、丹凤摇尾

【操作】医者用左手拇指、示指掐按患儿的内、外劳宫数次，右手拇指先掐中指指端数次，以手心微出汗为佳，同时摇动中指。施术中摇指幅度不可过大，防止损伤掌指关节。

【次数】掐按内劳宫、外劳宫 5 ~ 10 次，掐中指指端 15 ~ 30 次。

【功用】本法能开窍镇惊。

【临床应用】治疗热盛攻心、风火相煽、惊风抽搐等病证。

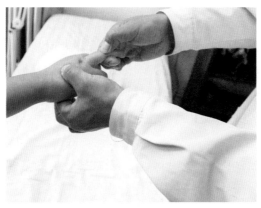

丹凤摇尾

十四、飞金走气

【操作】先用凉水滴在患儿内劳宫处，然后医者用中指做直推手法，蘸水沿前臂掌面正中天河水一线向上推动，同时医者口中吹气，跟水上行，向前推 3 次，向后推 1 次。本法操作须边吹边推，推动时自内劳宫向肘横纹推动 3 次，反方向推 1 次，动作协调连贯。

【次数】连续操作 20 次左右。

【功用】本法具有清肺利咽、化痰定喘之功效。

【临床应用】用于治疗失声、咽痛、咳喘、外感风寒等病证。

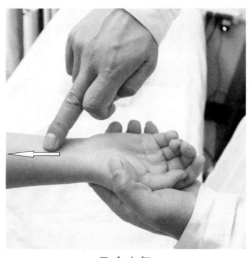

飞金走气

十五、鸣天鼓

【操作】目前临床常用两种方法，其一，医者用一手掌心（习惯为左手）罩住患儿耳郭，另一手中指屈曲，以中指端节律性叩击罩耳郭之手背，两耳交替。其二，患儿取坐位，医者立于患儿前面，用两手手掌按压住两耳郭，使耳道相对密闭，两拇指扶于头之两侧，其余四指自然伸展，围绕颈部，中指紧贴枕后部，食指靠在中指背上，两指快速弹动，使食指指腹节律性地叩打枕后部。两法均能使耳部产生击响，似鼓鸣，故名。

【次数】20 ~ 40 次。

【功用】通窍、醒脑、复聪、益肾。

【临床应用】

1、耳部诸疾，如耳鸣、耳聋、耳道阻塞或湿热上犯。

2、神识不足，反应迟钝等，鸣在耳，应在脑与心，故用于小儿脑瘫、疳积、夜啼、汗症、癫证等。

十六、天门入虎口

【操作】医者用拇指指面偏桡侧自患儿拇指尺侧缘推至虎口后再做掐按，或医者用拇指从患儿示指端沿示指桡侧缘经大肠推至虎口数次，再掐按虎口。本法操作时应配合一定的介质，如滑石粉、葱姜汤等，防止擦伤患儿皮肤。掐按虎口时用力应柔和，掐后加揉，切勿损伤患儿皮肤。

【次数】推 30 ~ 50 次，掐 10 次左右。

【功用】本法具有健脾理气、消食除痞之功效。

【临床应用】治疗脾胃虚弱、腹胀腹痛、腹泻食积、食少纳呆、面黄肌瘦等病证。

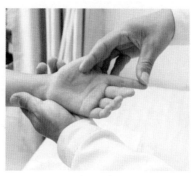

天门入虎口

十七、赤凤点头

【操作】医者用左手托患儿之肱肘，右手捏患儿中指上下摇之，如赤凤点头之状。操作时两手协调用力，摇中指宜和缓稳定，用力宜轻松。

【次数】摇 20 ~ 30 次。

【功用】本法具有消膨胀、定喘息、通关顺气、补血宁心之功效。

【临床应用】治疗胸胁胀满、寒热往来、喘息气短、腹胀腹痛等病证。

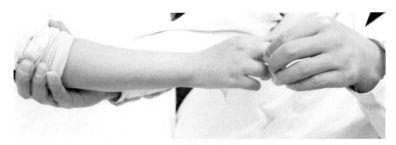

赤凤点头

十八、揉脐及龟尾并擦七节骨

【操作】患儿取仰卧位，医者坐其身旁，用一手手掌或食、中、无名三指指面着力揉脐，一手用中指指面揉龟尾穴；再令患儿俯卧，用拇指罗纹面或食、中二指指面推擦七节骨，向上为补，向下为泻。操作时应注意先后次序，在沿七节骨做上下推擦时可配合使用介质，以免损伤患儿皮肤。

【次数】操作 100 ~ 300 次。

【功用】该法能通调任督二脉之经气、调理肠府、止泻导滞。

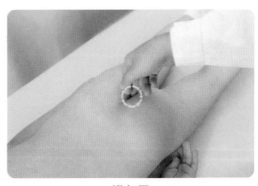

揉龟尾

【临床应用】用于治疗泄泻、痢疾、便秘等病证。本法的补泻主要取决于推擦七节骨的方向，推上七节骨为补，能温阳止泻，推下七节骨为泻，能泻热通便。

十九、老虎吞食

【操作】患儿被家长抱着，医者坐或蹲患儿足旁，将干净丝绢盖在该足跟部，即昆仑穴与仆参穴上，用拇、食二指相对掐此二穴。用拇、食二指相对掐此二穴时，用力适当，以患儿苏醒为度，掐醒后，可以手指面揉之，以减轻不适感。

【次数】15 ~ 30 次。

【功用】本法具有开窍醒神、镇惊定志之功效。

【临床应用】用于治疗急惊风、癫痫发作、高热惊厥等病证。

二十、孤雁游飞

【操作】医者用拇指指端自患儿脾经推起，经胃经、三关、六腑、天门、内劳宫返回脾经。在上述穴位上操作时动作应连贯，周而复始。

【次数】反复施术 20 ~ 30 次。

【功用】本法具有健脾益气、清化湿热之功效。

【临床应用】治疗脾虚不运、水湿泛滥、黄胖虚肿、腹胀腹痛等病证。

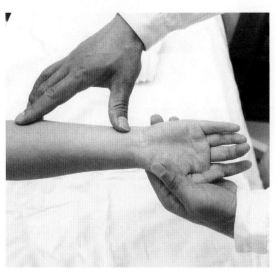

孤雁游飞

二十一、黄蜂出洞

【操作】患儿坐位，医者坐其身前，用一手拿患儿四指，使掌面向上，用另一手拇指指甲先掐内劳宫、总筋，再用两拇指分手阴阳，然后用两大拇指在总筋穴处一撮一上捏至内关穴处，最后用拇指指甲掐坎宫、离宫穴。本手法操作时应注意掐内劳宫、总筋等时次数不要太多，掐后加揉，防止损伤患儿皮肤。

【次数】本法具有发汗解表之功效。

【功用】15 ~ 30 次。

【临床应用】治疗小儿外感、腠理不宣、发热无汗等病证。

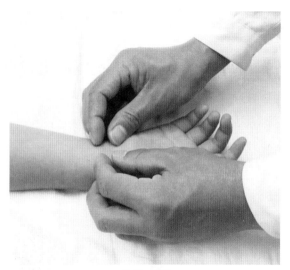

黄蜂出洞

二十二、凤凰单展翅

【操作】医者用拇指先按患儿内劳宫、外劳宫，再用右手拇指分别按揉一窝风及总筋，同时左手握持患儿手部摇动手腕。施术时动作宜快，稍用力，力度由轻至重，动作要连贯，防止用暴力。

【次数】按内劳宫、外劳宫各 50 ~ 100 次，按揉一窝风及总筋各 50 ~ 100 次，摇动手腕 20 ~ 30 次。

【功用】本法能行气消胀、益气补虚。

【临床应用】治疗气虚发热、肺虚喘咳、胸闷气短等病证。

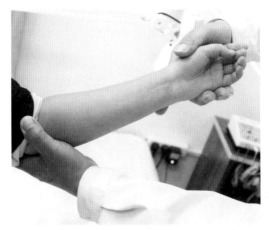

凤凰单展翅

二十三、揉耳摇头

【操作】医者用拇指掐天庭穴后，继用双手拇、示指分别揉捏患儿两耳垂，再用两手捧住其头部轻轻摇动。操作时应掐后加揉，摇动患儿头颈部时用力应轻巧，切忌使用暴力，以免引起患儿颈部肌肉或小关节的损伤。

【次数】揉捏患儿两耳垂 20 ～ 30 次，摇动 20 ～ 30 次。

【功用】本法主要用于头部，功能开窍通关、镇惊安神、调和气血。

【临床应用】治疗小儿高热惊厥等病证。

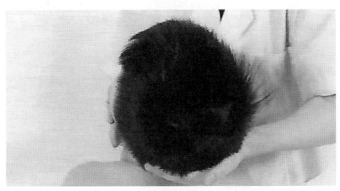

揉耳摇头

二十四、老汉扳罾

【操作】医者用左手拇指掐住患儿左手拇指根部，用右手拇指掐患儿脾经穴，同时摇动拇指数次。操作时两手应协调，掐摇配合，力度适中，可掐后加揉。

【次数】掐 50 ～ 100 次，摇动 20 ～ 40 次。

【功用】本法具有健脾消食之功效。

【临床应用】治疗食积痞块、脘腹胀满、食少纳呆、疳积体瘦等病证。

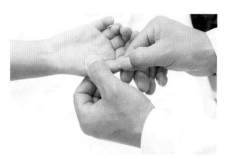

老汉扳罾

二十五、按肩井法

【操作】医者以左手中指掐按患儿之肩井穴，再以右手拇、示、中三指紧拿患儿之食指和无名指，使患儿之上肢伸直摇之。手法宜轻柔缓和，以患儿能够耐受为度，一般在诸手法用毕后用此手法结束，具有关门之意。

【次数】摇 20 ～ 30 次。

【功用】本法具有通行一身之气血之功效。

【临床应用】诸症推毕，均宜此法收之，故本法又有总收法之称，也可在最后仅用双手拿揉双肩井穴代之。

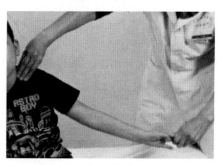

按肩井法

第四章

吃药打针全不用，
推拿按揉能祛病

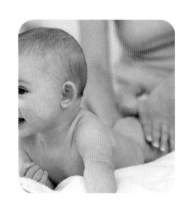

感冒、咳嗽、发热等小儿常见病，除了吃药、打针能让宝宝少受病痛的折磨，小儿推拿也有很好的疗效。而且与打针、输液、吃西药相比，推拿疗法减轻了宝宝的疼痛，解决宝宝不喜欢吃苦药的问题，使父母再也不用为药物的毒副作用担心，同时还有助于调理宝宝全身的气血经络，帮助其早日康复，恢复生机活力。

第一节　小儿感冒

【病证概述】

感冒是因感受外邪所致的一种时行疾病。临床以恶风（寒）发热、喷嚏、流涕、咳嗽等症状为特征。感冒病名最早见于宋代《仁斋直指方》，民间俗称伤风。

感冒是小儿最常见的疾病，它的临床表现、证候分型和治疗原则等，都和成人大致相似。但由于小儿自身独具的生理和病理特点，决定了小儿感冒之后的特殊表现：1. 易于火化，往往发热较速、较重，临床以热证居多。2. 小儿脾胃多不足，感冒之后易影响消化机能，多兼厌食吐、泻等症。3. 小儿肺藏多娇嫩，邪气所干易夹痰、变喘，涕泪多见。4. 小儿心肝多有余，体属纯阳，感冒之后易兼惊风抽搐。上述特点说明决不能将小儿感冒与成人感冒相等同，临床应早治疗，防变证兼证。

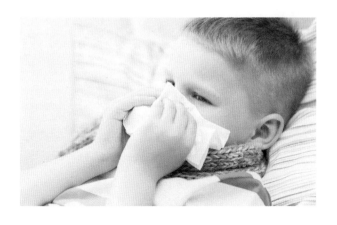

【病因病机】

（1）感受风寒：小儿藏府娇嫩，形气未充，腠理疏薄，卫表不固，冷暖不能自调，极易为外邪侵袭而发病。寒主收引，风寒之邪，由口鼻或皮毛而入，束于肌表，郁于腠理，致使肌肤闭郁，卫阳不得宣发，导致恶寒、发热、无汗；寒邪束肺，肺气失宣，气道不利，则致鼻塞、流涕、咳嗽；寒邪郁于太阳经脉，使经脉拘急收引，气血凝滞不通，则致头痛、身痛、肢节酸痛等症。

（2）感受风热：风热之邪，侵犯肺咽。邪在卫表，卫气不畅，则致发热较重、恶风、微有汗出；热邪客于肺卫，肺气失宣，则致鼻塞、流涕、喷嚏、咳嗽；风热之邪上扰，则头痛；咽喉为肺胃之门户，风热上乘咽喉，则致咽喉肿痛等证。小儿发病容易，传变迅速，即使是外感风寒，正邪相争，寒易化热，或表寒未解，已入内化热，也可形成寒热夹杂之证。

（3）感受暑湿：夏令冒暑，长夏多湿，暑为阳邪，暑多挟湿，暑湿之邪束表困脾，而致暑邪感冒。暑邪外袭，卫表失宣，则致发热、无汗；暑邪郁遏，清阳不升，则致头晕或头痛；湿邪困于中焦，阻碍气机，脾胃升降失司，则致胸闷、泛恶、食欲不振，甚至呕吐、泄泻；湿邪遏于肌表，则身重困倦。

（4）感受时邪：外感时疫之邪，犯于肺胃两经。疫邪性烈，易于传变，故起病急骤；邪犯肺卫，郁于肌表，则初起发热、恶寒、肌肉酸痛；邪毒犯胃，胃气上逆，则见恶心、呕吐等症；疫火上熏，则目赤咽红。

由于小儿肺藏娇嫩，感邪之后，肺失宣肃，气机不利，津液不得敷布而内生痰液，痰壅气道，则咳嗽加剧，喉间痰鸣，此为感冒挟痰。小儿脾常不足，感邪之后，脾运失司，稍有饮食不节，致乳食停积，阻滞中焦，则脘腹胀满、不思乳食，或伴呕吐、泄泻，此为感冒挟滞。小儿神气怯弱，肝气未盛，感邪之后，热扰心肝，易致心神不安，睡卧不安，惊惕抽风，此为感冒挟惊。

【辨证论治】

（一）风寒感冒

主证：恶寒重、发热轻、无汗、头身痛、流涕、喷嚏、咳嗽、口不渴、舌淡苔白、脉浮紧、指纹青红。

治疗原则：解肌散寒。

处方：开天门300次，推坎宫200次，运太阳50次，推三关300次，掐揉二扇门100次，拿风池10次，拿肩井5次。

方义：开天门、推坎宫、运太阳，疏风解表、止头痛；推三关、掐揉二扇门、拿风池、拿肩井，疏风散寒、发汗解表。

（二）风热感冒

主证：发热、汗出、头痛、鼻塞、喷嚏、咳嗽、唇红、咽干而红赤、舌红苔薄、脉浮数、指纹青紫或浮红。

治疗原则：疏风清热。

处方：清天河水500次，揉小天心500次，揉板门200次，运内八卦300次，清肺 300 次，退六腑 300 次，掐揉小横纹 300 次。

方义：清天河水、掐揉小天心清心退热；清板门、逆运内八卦，和胃降逆；退六腑退身热；揉小横纹退热散结。该治疗重在疏风清热以微汗出为佳，手法宜轻柔，治时较风寒长。

（三）暑邪感冒

主证：发热，无汗或汗出热不解，头痛，头晕，身重困倦，胸闷，泛恶，口渴心烦，食欲不振，或有呕吐、泄泻，小便短黄，舌质红，苔黄腻，脉数或指纹紫滞。

治疗原则：清暑解表。

处方：开天门 300 次，推坎宫 300 次，揉太阳 100 次，补脾经 300 次，逆运内八卦 300 次，清肺经 500 次，清天河水 500 次，退六腑 500 次，推脊 50 次，揉涌泉 300 次。

方义：开天门、推坎宫、揉太阳，疏风解表、止头痛；清肺经能宣肺清热、疏风解表、化痰止咳；清天河水、退六腑、推脊，清热解表；揉涌泉能止吐泻；推补脾经、逆运内八卦能健脾化湿祛痰。

加减：呕吐者，加推天柱骨；泄泻者，加揉龟尾、推上七节骨。

（四）时邪感冒

主证：起病急骤，全身症状重。高热，恶寒，无汗或汗出热不解，头痛，心烦，目赤咽红，肌肉酸痛，腹痛，或有恶心、呕吐，舌质红，舌苔黄，脉数。

治疗原则：清热解毒。

处方：开天门 300 次，推坎宫 300 次，揉太阳 100 次，清肺经 500 次，清天河水 500 次，退六腑 500 次，清板门 300 次，推脊 100 次。

方义：开天门、推坎宫、揉太阳疏风解表、发散外邪；清肺经、清天河水、退六腑宣肺清热除烦；推脊清热。

加减：若高热不退，挤捏天突至剑突两侧和大椎至第一腰椎及两侧，至皮下轻度瘀血为止。

若重感冒均可出现夹痰、夹食、夹惊等兼证，推拿用穴亦应增选之。

（1）夹痰：证见咳嗽频作、声重、胸闷、气逆，加逆运内八卦、揉掌小横纹、揉丰隆、清板门穴。

（2）夹食：证见胃饱腹胀、不思乳食、呕吐酸馊、大便泄泻、尿浊，加逆运内八卦、推四横纹、揉板门、分阴阳、揉天枢。

（3）夹惊：证见啼哭不安，睡卧不宁，时时惊惕、抽动等，加平肝、清心、揉威灵、精宁、拿肚角。

【注意事项】

（1）居室保持空气流通、新鲜。每日可用食醋 50ml，加热 20 ～ 30 分钟，进行空气消毒。感冒流行期间，少去公共场所，避免感染。

（2）发热期间多饮热水，汤药应热服。饮食应易消化、清淡，如米粥、新鲜蔬菜、水果等，忌食辛辣、冷饮、油腻食物。

（3）注意观察患儿体温、神志，防止发生惊厥。

【按语】

推拿治疗小儿感冒疗效显著，但应排除流脑、麻疹、猩红热、百日咳、白喉等急性传染病后再进行推拿治疗。如患儿病情加重、体温持续不退者，应以药物治疗为主，以防并发症的出现。对于时邪感冒患儿，要做好隔离工作。

第二节　小儿咳嗽

【病证概述】

咳嗽乃肺系疾患中之常见症状，凡外感、内伤所致肺失宣肃、气机壅遏，均可发生。肺为娇藏，小儿更为突出，故咳嗽一证，小儿尤为常见。临床上一般将咳嗽分为外感与内伤两大类。

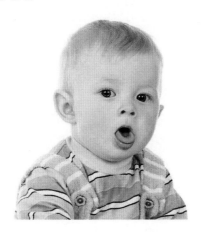

【病因病机】

（一）外感咳嗽

小儿形气未充，腠理不密，卫外不固，加之寒温不能自调，衣着增减不能自理，最易为外邪所伤，故以外感咳嗽最为多见。多由风热袭表，内郁肺气，壅遏不宣，逆而不降而发，或因风寒束表，肺气闭塞，外不能宣，内不能降而发，故外感咳嗽小儿以风寒、风热所致最常见。

（二）内伤咳嗽

素体气虚，或久咳伤肺，气虚不敛，宣降无权，逆而不顺，散而不收，以致咳嗽，或素体阴虚，或邪热伤津，或久咳伤肺，肺阴不足，枯燥失润，气机涩滞不利，宣降失权，而发咳嗽。另外，因伤乳食，或感寒湿，以致脾失健运，水湿不化，停聚为痰，上逆于肺，阻塞气机，宣降不得，也可导致咳嗽。

【辨证论治】

一、外感咳嗽

（一）外感风热

主证：咳嗽频频，咳声尖锐，痰少稠粘，不易咳出，息粗气紧，鼻流浊涕，或发热有汗，面赤唇红，口干多饮，舌红苔薄黄，脉浮数，指纹青紫。

治疗原则：疏风清热，宣肺止咳。

处方：外推坎宫 50 次，上推天门 50 次，逆运太阳 50 次，揉肺俞、乳根 50 次，下推膻中 100 次，清肺经、天河水 200 次，退六腑 200 次，运内八卦 300 次，推四横纹 100 ~ 300 次，揉丰隆 50 ~ 100 次。

方义：上推天门，外推坎宫，逆运太阳以疏风解表；清肺金，揉肺俞，清天河水，退六腑以清肺泄热；运内八卦，推四横纹，下推膻中，揉乳根、丰隆以宣降肺气，化痰止咳。

（二）外感风寒

主证：咳嗽阵阵，咳声重浊，痰涎清稀，成泡沫状，鼻塞清涕，恶寒无汗，可发热或不发热，唇舌淡红，苔薄白，脉浮紧，指纹青红。

治疗原则：疏风散寒，宣肺止咳。

处方：外推坎宫 50 次，上推天门 50 次，逆运太阳 50 次，揉肺俞、乳根 50 次，下推膻中 100 次，清肺金 200 次，上推三关、四横纹 100 次，运内八卦 300 次，揉一窝风、二扇门、黄蜂入洞 300 次，揉丰隆 100 次。

方义：上推天门，外推坎宫，逆运太阳以疏风解表；泻肺金，揉肺俞，推三关，揉二扇门、一窝风、黄蜂入洞以温肺散寒，开腠发汗；运内八卦，推四横纹，下推膻中，揉乳根、丰隆以宣降肺气，化痰止咳。

二、内伤咳嗽

（一）肺气虚

主证：咳嗽日久，咳声低微，气短息弱，神倦好卧，面色㿠白，唇舌淡白，苔白润，脉弱，指纹淡红。

治疗原则：补气益肺，收敛止咳。

处方：补肺金、脾土、胃经、背水 100～300 次，顺运内八卦 300 次，推四横纹 100 次，揉肾顶、二人上马、外劳 100 次，推三关 100 次，揉肺俞、乳根 50 次。

方义：补肺金，推三关，揉外劳以补益肺气；补脾土、胃经以补土生金，化生气血；补肾水，揉肾顶、二人上马以补肾纳气，固本培元；揉肺俞，顺运内八卦，推四横纹，揉乳根以敛肺止咳。

（二）肺阴虚

主证：咳声嘶哑，干咳少痰或无痰，颜面潮红，午后潮热，手足心热，盗汗，唇舌嫩红，舌干少苔或无苔，脉细数，指纹淡。

治疗原则：养阴清热，润肺止咳。

处方：清肺金、板门、天河水 300 次，补肾水 300 次，揉内劳、二人上马 100 次，打马过天河 10～30 遍，逆运内八卦 200 次，推四横纹 100 次，揉肺俞、乳根 50 次。

方义：清肺金、板门以生津润肺；补肾水，清天河水，揉二人上马、内劳，打马过天河以养阴清热；逆运内八卦，推四横纹，揉肺俞、乳根以宣降止咳。

（三）脾湿

主证：咳嗽频作，痰涎壅盛，喉间痰鸣，色白而稀，或吐泡沫，腹胀不饥，食少不饮，舌质淡，苔白腻或滑，脉滑，指纹滞淡红。

治疗原则：健脾运湿，宣肺化痰。

处方：补脾土 100～300 次，泻肺金 100～300 次，清小肠 100～300 次，推四横纹 100 次，逆运内八卦 300 次，揉板门、外劳、肺俞、膻中、乳根、足三里、丰隆 100～300 次，猿猴摘果 5～10 遍。

方义：补脾土，揉板门、足三里以益脾健运；推四横纹，逆运内八卦，猿猴摘果以利气化痰；揉外劳，清小肠以温化利湿；泻肺金，揉肺俞、膻中、乳根、丰隆以宣降肺气，化痰止咳。

【注意事项】

（1）患病期间忌食油腻及过成、过酸食物。

（2）高热、咽干者宜多饮开水，适当降温。

（3）平时注意锻炼身体，增强体质，提高机体防御疾病的能力。

（4）注意保暖，防止外邪侵袭。

（5）少食辛辣香燥食物及肥甘厚味，防止内伤乳食。

【按语】

推拿治疗小儿外感咳嗽疗效显著，一般 3 ~ 10 次可治愈。对内伤咳嗽，应认真查找原因，综合治疗，并坚持长期治疗的原则，抓好"三伏""三九"两个时期的治疗以利于本病的恢复。

第三节　小儿哮喘

【病证概述】

哮者，喉中痰鸣，如曳锯，或如水鸡声，指声响而言；喘者，呼吸急促，张口抬肩，指气息而言，由于哮多兼喘，故一般通称哮喘。本病以阵发性呼吸困难，气急痰鸣为特征，好发于冬春两季，以二至五岁者为多，少数反复发作者，经年难愈。

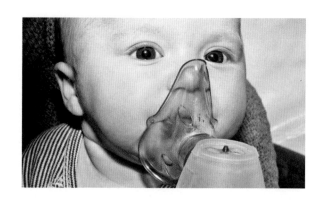

【病因病机】

天气骤变，六淫外邪，以及某种物质（如花粉、绒毛、烟尘、鱼虾、油漆、寄生虫等），饮食生冷不洁、过酸过咸，常为本病发作的诱因；而脾胃不足，水湿不化，顽痰内伏，则是本病发生的内在依据。依其表现，常见有寒哮与热哮二种。外感风寒，肺卫闭郁，或饮食生冷，中焦寒滞，上逆于肺，引动宿痰，痰气搏结，上击咽喉而致寒哮；外感风热，入里化火，或食辛燥，邪热内蕴，肺气不利，引动宿痰，痰火气结，上攻咽喉以致热哮。

【辨证论治】

（一）寒哮

主证：咳嗽气喘，喉间痰鸣，痰涎清稀，或咳白沫，恶寒踡卧，无汗，鼻塞声重，四肢欠温，舌淡苔白，脉浮紧，指纹青红。

治疗原则：散寒祛痰，降逆平喘。

处方：补脾经 500 次，清肺经、揉掌小横纹、推三关、揉板门、揉外劳宫各 200 次，推揉膻中 100 次，揉乳根、揉乳旁各 50 次。

方义：补脾经、揉板门、清肺经，健脾利湿、豁痰清肺；推三关、揉外劳宫，温阳散寒、宣肺理气；推揉膻中、揉乳根、乳旁、揉掌小横纹，豁痰平喘。

加减：久病阳虚者，加补肾经、摩中脘、揉丹田，清肺经改为补肺经。

（二）热哮

主证：咳嗽哮喘，喉间痰鸣，息粗气急，张口抬肩，痰稠色黄，烦躁不宁，口干多饮，面唇舌红，或大便年结，小便短赤，苔黄，脉滑数，指纹青紫。

治疗原则：泻火化痰，降逆平喘。

处方：揉板门、清肺经、清大肠、运内八卦各 200 次，揉掌小横纹 500 次，揉天突 30 次，分推膻中 50 次，推肺俞、推下七节骨各 200 次。

方义：揉板门、揉天突祛痰降逆；清肺经、运内八卦、揉掌小横纹，清肺热、宽胸宣肺、止咳化痰；清大肠、推下七节骨，泄热通便、通肠府之气；分推膻中，推肺俞，降逆平喘。

加减：大便秘结者，加揉膊阳池。

（三）缓解期

治疗原则：调理脾肺。

处方：补脾经、补肺经、补肾经各 500 次，运土入水、揉外劳宫各 200 次，按揉定喘穴 100 次，揉肺俞、脾俞、肾俞、三焦俞各 100 次。

方义：补脾经、补肾经，健脾温肾、扶元培本；补肺经、揉外劳宫，补肺固卫；运土入水，清利脾胃湿热；按揉定喘、肺俞、脾俞、三焦俞、肾俞，调理肺、脾、肾三脏，扶正固本。

加减：体质虚弱者，加捏脊。

【注意事项】

（1）平时要十分重视预防，避免感冒；积极治疗和清除感染病灶；避免各种诱发因素，如花粉、烟尘、漆味、冰冷饮料、海腥发物、气候突变等。

（2）将防治知识教给患儿家属，调动他们的抗病积极性。

（3）哮喘发作时应注意休息，不发作时可加强患儿户外活动，增强体质。

（4）发作时注意心率、脉象变化，防止哮喘大发作。

（5）出现哮喘持续状态时，应及时做好给氧、吸痰、补液等对症护理。

【按语】

本病大多数患儿可经推拿治疗缓解或自行缓解，在正确的治疗和调护下，随年龄的增长，大都可以治愈。若经推拿治疗后，症状不缓解或呈哮喘持续状态时，应立即配合其他治疗。

第四节　小儿发热

【病证概述】

发热即体温异常升高，是小儿常见的一种病症。因小儿"阳常有余，阴常不足"的生理特点，小儿很多急慢性病症都有发热症状。本病任何年龄都可发生，无季节性，冬春季节易感风寒，夏秋季节易感暑热，肺胃实热多与饮食不节相关，而阴虚内热则与先天不足、后天失养有关。

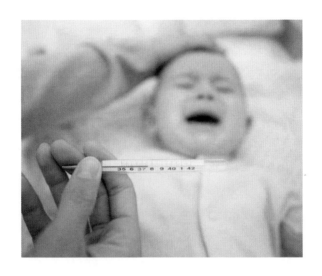

【病因病机】

根据发热的原因，一般分为外感与内伤两大类。

（一）外感发热

多因小儿形气未充，腠理不固，卫外功能低下，加之寒温不能自调，易为风寒、风热等邪气所侵。风热袭表，常致肺卫失宣，邪热郁蒸，充斥于形；风寒束表，卫阳被郁，寒从热化，郁蒸于形，均可导致发热。

（二）内伤发热

外感不解，风寒入里化热或温热邪气直中气分而成里热实证，邪热充斥，弥散于形，导致气分热炽。

小儿脾常不足，胃肠柔弱，纳运功能不强，加之年幼，饮食不能自节，最易食积，瘀滞于中，宿积日久，蕴蒸化热。

小儿素体阴虚，或热病经久不愈，或滥用温燥药物，以致阴液亏损，虚不制阳，阳气偏亢，虚热内生。

【辨证论治】

一、外感发热

（一）外感风热

主证：发热汗出，鼻流浊涕，喷嚏，咽喉红或肿，口干，唇红，舌质红，苔薄黄，脉浮数，指纹青紫。

治疗原则：疏风清热、宣肺解表。

处方：逆运太阳50次，分推坎宫30～50次，上推天门、耳后高骨30～50次，掐风池5～10次，清肺金、板门、天河水300～500次，退六腑300次，分手阴（重）阳（轻）100～200次，掐揉少商50～100次，拿合谷10次。

方义：分推坎宫，逆运太阳，上推天门、耳后高骨，用以疏风解表；清肺金、天河水，退六腑，用以宣肺清热；掐揉少商，拿合谷，清板门，用以清利咽喉；分手阴阳用以协调阴阳。

（二）外感风寒

主证：发热无汗，鼻塞清涕，踡卧怕冷，唇舌淡红，苔薄白，脉浮紧，指纹青红。

治疗原则：祛风散寒，宣肺解表。

处方：上推天门30～50次，分推坎宫30～50次，逆运太阳50次，黄蜂入洞，掐风池5～10次，泻肺金300～500次，分手阴（轻）阳（重）100～200次，上推三关100次，揉二扇门、一窝风300次。

方义：上推天门、分推坎宫，逆运太阳，掐风池，用以疏风解表；推三关，揉二扇门、一窝风，用以发汗散寒；泻肺金，黄蜂入洞，用以宣肺通窍；分手阴阳用以协调阴阳。

小儿藏府娇嫩，外邪最易犯肺而致咳喘，参见"咳嗽"证治。

二、内伤发热

（一）气分热炽

主证：壮热，口干多饮，喜冷，烦躁不安，啼闹不眠，面红唇赤，便秘溲黄，舌红苔黄而干，脉洪大，指纹紫滞。

治疗原则：清气泻热，养阴安神。

处方：清心火、肝木、板门、天河水、大肠300次，退六腑100～300次，揉内劳2分钟，水底捞明月100次，打马过天河100次，揉小天心200次，分手阴（重）阳（轻）100～200次，清天柱骨100～200次，揉涌泉2分钟。

方义：清心火、肝木、退六腑用以清泄藏府积热；清天河水，水底捞明月，清天柱骨，用以清泄气分炽热；揉内劳，打马过天河、清板门，用以养阴生津；清大肠，揉涌泉，用以引热下行、釜底抽薪；揉小天心，分手阴阳，用以宁心安神。

（二）食积发热

主证：暮夜发热，或热甚，手足心热，夜卧不安，啼闹不眠，兼见腹胀拒按，少食或不食，嗳腐吞酸，或有呕泻酸臭、食物残渣，舌红，苔黄厚腻，脉滑数，指纹紫滞。

治疗原则：消积导滞，清泻积热。

处方：清肺经 300 次，清胃经 300 次，清大肠 300 次，揉板门 100～300 次，运内八卦 300 次，清天河水 300 次，退六腑 300 次，揉天枢 50 次。

方义：清肺经、清胃经可清泻肺胃实热；清天河水、退六腑清热除烦；揉板门、运内八卦理气消食导滞；清大肠、揉天枢可疏导肠腑积滞热邪，上穴相配可达消食导滞、清泻里热之功。

加减：呕吐者，加推天柱骨、顺时针方向摩腹；腹痛者，加顺时针方向摩腹、分腹阴阳、拿肚角；食积甚者，可加搓摩胁肋。

三、阴虚发热

主证：午后、夜间潮热，手足心热，两颧发红，口干唇燥，烦躁啼闹，夜卧不宁，盗汗，或大便干结，小便黄少，唇舌嫩红，少苔或无苔，脉细数，指纹淡紫。

治疗原则：滋阴清热。

处方：补脾经 300 次，补肺经 300 次，揉二人上马 300 次，清天河水 300 次，运内劳宫 50 次，推涌泉 100 次，按揉足三里 300 次。

方义：补脾经、补肺经、按揉足三里可健脾补肺、益气养阴；清天河水、运内劳宫清退虚热；揉二人上马为滋阴要穴，与运内劳宫相配可达滋阴清热之功。

加减：烦躁不眠者，加清肝经、清心经、按揉百会；自汗盗汗者，加揉肾顶、补肾经。

【注意事项】

（1）本病宜早期治疗为宜，若为化脓性感染引起的发热要采用综合疗法。

（2）高热患儿可每日治疗 2 次，一般发热者可每日推拿治疗 1 次，且早期治疗为宜。

（3）发热时宜吃容易消化之食品，不要食肉鱼虾蛋等肥甘厚味。

【按语】

发热的原因复杂，必须详细检查，明确诊断。对于非感染性发热，推拿的退热疗效显著。发热高且不退者，可一日推拿 2～3 次。

第五节　小儿暑热症

【病证概述】

暑热症，又称夏季热，主要发生在盛夏时节，临床以长期发热，口渴多饮，多尿，汗闭为特征。本病是婴幼儿时期的一种常见季节性疾病。多见于6个月至2周岁以内的婴幼儿，体温可高达40℃，一般午后较高，清晨较低，体温与气候有密切关系，天气愈热，体温愈高，天气转凉，体温亦随之下降。病程可长达两三个月，甚至更长，但在秋凉后多能自愈。有些患儿次年夏季可再发，甚至连续发病几年，但第二年的症状都较上一年为轻。

【病因病机】

本病的发生与小儿平素体弱，表卫不固，暑邪乘虚而入所致。婴幼儿为稚阴稚阳之体，阴气未充，阳气未盛，卫气不固，小儿冒受暑气，蕴于肺胃，伤津伤气，故致肺胃气阴两伤。若素体脾肾虚弱，外为暑气熏蒸，内则真阳不足，则易出现热淫于上，阳虚于下的上盛下虚证。

本病的主症为长期发热不退，体温常在38℃～40℃之间，持续两三个月，体温高低常随气温变化而变化，有明显的口渴、多饮、多尿、汗闭皮肤干燥灼热等。

【辨证论治】

本症应以清暑益气，养阴生津为总的治疗原则。

（一）初期

主证：畏寒，发热，无汗，头痛，并伴见鼻塞流涕、咳嗽、喉痒、咽喉红肿疼痛等，口渴尿多，苔薄白，脉浮数。

治疗原则：清暑解表。

处方：开天门30～50次，推坎宫30～50次，揉太阳30～50次，清肺经200～300次，退六腑100～200次，掐揉少商1～2分钟，清板门100～300次。

方义：开天门、推坎宫、揉太阳清热解表，止头痛；清肺经、掐少商清解肺经之热，去咽喉肿痛；退六腑、清板门清解暑热，健脾益气。

（二）中期

主证：高热，发热持续不退，热势午后升高，气候越热，发热越高；口渴引饮，皮肤干燥灼热，无汗或少汗，小便频而清长，烦躁不安，口唇干燥，舌质红，苔薄黄，脉浮数。

治疗原则：清暑益气，养阴生津。

处方：清天河水200～300次，清胃经200～300次，清肺经200～300次，揉二马200～300次，水底捞明月10～30次，补脾经200～300次，推三关100～300次。

方义：清天河水、水底捞明月消暑退高热；清胃经、清肺经清肺胃之热，保阴存津；揉二马养阴生津；补脾经、推三关补气助运。

（三）后期

主证：精神萎靡或虚烦不安，面色苍白，下肢不温，食欲不振，小便清长，频数无度，大便稀薄，身热不退，朝盛暮衰，口渴多饮，舌淡苔黄，脉细数无力。

治疗原则：健脾补肾，清心泻火。

处方：补脾经200～300次，清心经200～300次，补肾经200～300次，捣揉小天心50～100次，捏脊3～5遍，推三关100～200次，揉涌泉1～2分钟。

方义：补脾经、补肾经健脾益肾固本；清心经、揉小天心清心经之邪热；摩腹、捏脊培元固本；推三关、揉涌泉助气益元，水火相济。

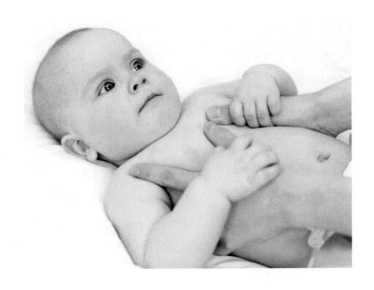

【注意事项】

（1）孩子居室宜阴凉通风，避免高温刺激。多开门窗，使空气流通，减少阳光直射。

（2）饮食宜清淡，少吃油腻和刺激性食物。多吃些流质和半流质食品，如豆浆、豆腐汤、藕粉、乳类，同时适当供给瘦肉、鱼、蛋，以补充营养。

（3）多吃清热止渴食物，如白菜、菠菜、黄瓜、苦瓜、西瓜、绿豆、银耳、柿子、枇杷、菠萝等。

（4）电风扇、空调不能直吹孩子。

【按语】

小儿暑热症（夏季热）虽然在天气变凉时会自然痊愈，但因持久发热，会出现食欲减退、精神萎靡、抵抗力下降而并发其他病症，使病症延长不利于恢复。并发症中以消化不良、呼吸道感染为多见。高热时会出现烦躁不安、惊风等。

第六节　小儿咽喉肿痛

【病证概述】

咽喉外候天地之气，内与肺胃相通，是食物与清气进入体内的门户。作为肺胃之屏，咽喉在调节内外气体的速率、温度与湿度，调节饮食的摄入等方面发挥着重要作用。同时，咽喉也是声音发出之所。外界气候变化、六淫侵袭、食物污染或异物梗刺等，莫不先伤咽喉。邪热内蕴，气机不利，痰瘀交阻，而致肿痛发生。故该证是儿科临床最常见的证候之一。该病的主要临床表现为：咽喉疼痛，吞咽不利，或查见咽喉红赤，肿胀，声音嘶哑等。古人记载的喉痹（咽喉肿痛、闭阻不通）、喉瘖（声音嘶哑）及乳蛾（扁桃体炎）等病证与之相关。

咽喉肿痛可单独发生，独立成病，也可见于其他疾病，如感冒、风温、暑温、小儿发热等。本篇所论之咽喉肿痛指前者，即以咽喉肿痛为主诉者，至于其他疾病所致之咽喉肿痛，虽用本篇所介绍的治法有缓解作用，但要根治还宜治病求本，积极防治原发病证。

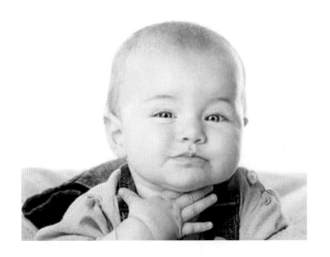

【病因病机】

本病之因多为风热邪毒侵袭咽喉，或肺胃积热熏灼咽喉，致局部热盛、津伤、痰聚、瘀滞。热、痰、瘀三者相合，胶着难解而成病，后期因肺胃津伤或损及肾阴、虚火上炎，咽喉失养而致灼痛、肿胀，以虚为主。

【辨证论治】

（一）肺胃热盛

主证：咽部红肿，疼痛，吞咽困难或咽部两旁状如蚕蛾，声音嘶哑，烦躁不安，呼吸急促，时有痰鸣，可伴面赤、唇干、咳嗽、舌红、苔黄而干，脉促，指纹青紫，见于气关。

治疗原则：清热消肿，开关利咽。

处方：1.刮痧、拧痧、揪痧及捏挤之法，施术部位有风府、天突、人迎、肘弯、腘窝、背部等；用喉科擒拿法，其法为医生立于患儿一侧，医之右手或左手与患儿左手或右手相对，医之食、中、无名指紧按患儿鱼际背部，小指扣住腕部，拇指与病人拇指螺纹面相对，用力向前压紧，另一手拇指按住患儿锁骨上缘肩关节处（相当于肩髃穴处），食指、中指、无名指紧握腋窝处，用力向外拉，掐少商、合谷、新建等穴。

2. 揉小天心、一窝风300～500次，清胃、清肺300～500次，开璇玑10～20遍，退下六腑300～500次。

方义：方 1 之法（刮、拧、揪、捏挤、喉科擒拿法以及掐法）均为救急之法，因咽喉肿胀可使咽喉窒息，并使汤米难入，故宜急则治标，泻热消肿。方中刮、拧、揪、捏挤、掐等法均属重手法，以表皮紫或潮红为度，快速操作，取其红汗（肌衄）而解除邪热，乃通关利咽之救急良法也。喉科擒拿适用于 3 岁以上小儿，也是民间常用的有效方法。

方 2 为一般小儿推拿取穴，方中小天心通经活络，利咽散结，一窝风发散解表，透邪外出；清肺、清胃退肺胃积热，配退下六腑以釜底抽薪，引热下行；开璇玑通上、中、下三焦，开关散结，降气除热，共奏清热消肿、开关利咽之功。

（二）肺肾阴伤

主证：咽部不爽或疼痛，晨起时症状尤重，声音嘶哑或声低，或呕吐不断，咽部淡红或暗红，或咽后部有淋巴滤泡，口干，干咳或痰中带血，舌红，脉细数，指纹细。

治疗原则：滋养肺肾，利咽散结。

处方：推揉肾水穴 500 次，揉二人上马 200 次，捏脊 3 ~ 5 遍，清板门 100 次，揉小天心 200 次，揉天突 100 次，拿喉结 20 次，天河引水 300 次。

方义：肺金在上，宜清肃；肾水在下，宜上滋，金水相生，肺肾互济，如肾阴不足，必虚火上犯，灼伤肺金，而肺津不布，肾阴亦不足，故主穴肾水、二马推揉之，滋阴润燥，配清板门以降火，小天心以通络，故能散结利咽，天河引水乃滋阴清热，肺肾同治之法。而揉天突、拿喉结为局部治疗，可改善局部血循，增强局部屏障作用，实为增水软坚，利咽之良法也。

【注意事项】

（1）慎避风寒，预防感冒，注意口腔卫生。

（2）积极锻炼身体，增强体质，提高机体抵抗力。

（3）多饮清凉润肺饮料，如：荸荠、竹蔗水，或生地、麦冬煎水服。

（4）居室要经常通风，温度要适宜。

（5）发热时要多饮水，多吃富含维生素的水果、蔬菜，少吃煎炸油腻食品，同时要注意休息。

【按语】

推拿治疗咽喉肿痛，确有疗效。急性期、症状较重、咽喉梗阻者，重在治标，大多能缓解危急，但因该证如处理不当或延误病情，常可招致危象，故在推拿的同时，应考虑或准备综合抢救治疗措施，如点刺放血，输液，输氧或气管切开等，以防不测。慢性喉痹者，大多对抗生素耐药，中药内服药力亦有限，而推拿以咽喉局部作用见长，对部分患儿，尤其是轻证者，多有良效。

第七节　小儿厌食

【病证概述】

厌食，又称恶食，指小儿经常性食欲不振、不思饮食、甚至拒食，多因喂养不当，或恣意投好、长期偏食，脾胃受伤所致。厌食日久，气血化生乏源，可影响其生长发育，或体弱多病。推拿治疗脾胃病具有下列特点和优势：1.顺应脾胃自我调节之势，使脾胃得到休息，未增加脾胃负担；2.明显的局部治疗优势；3.直观地消积导滞；4.客观地升清降浊。厌食症是许多脾胃疾病的常见症状，推拿对该病的治疗效果较为理想，若厌食是伴随积滞、便秘、疳症、泄泻等出现的病症，则应参考相应的章节辨证加减论治。

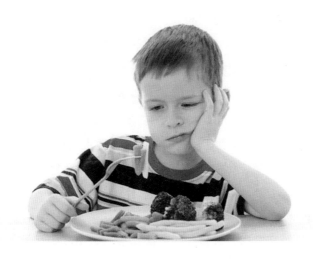

【病因病机】

小儿藏府娇嫩，脾常不足。若先天不足，或喂养不当，或病后失调，均可导致脾胃受纳运化失常，产生厌食。

（1）喂养不当：小儿脾常不足，饮食不知自节。若喂养中不按时增添饮食，或饮食过于厚味滋补，或过于溺爱，乱投杂食，或纵其所好，养成偏食、挑食的习惯，或饮食不节，饥饱无度等，均可导致脾胃损伤，脾胃不和，从而脾失健运，胃失受纳，产生厌食。

（2）先天不足：小儿先天禀赋不足，脾胃本虚，若后天又失于精心喂养，则脾胃虚怯，饮食难进，产生厌食。

（3）病后失调：小儿脾胃薄弱，若罹患热病、泄泻等疾病，易伤脾气、损耗胃阴，或用药不当，过于寒凉，过于温燥，或病后调理不当，均可导致脾运胃纳失健，发为厌食。

【辨证论治】

（一）脾失健运

主证：食欲不振，甚至厌恶进食，多食或强迫进食后，常脘腹胀满，嗳气不适，形体偏瘦，但精神尚好，大便不调，舌质淡红，苔薄白或白腻，指纹淡红，脉滑。

治疗原则：健脾助运。

处方：补脾经300次，补胃经100次，运内八卦100次，揉板门100次，掐揉四横纹200次，揉中脘200次，按揉足三里50次，顺时针方向摩腹3分钟，按揉脾俞、胃俞100次，捏脊5遍。

方义：补脾经、补胃经、按揉足三里能运脾和胃；揉板门、揉中脘能消食助运；顺时针方向摩腹、按揉脾俞、胃俞能健脾和胃、理气消食；运内八卦、掐揉四横纹能调中和胃。手足心热者，加清天河水。

（二）脾胃气虚

主证：不思饮食，甚或拒食，食少便多，大便入水即散，常夹有不消化残渣，伴面色萎白，精神倦怠，懒言乏力，容易出汗，舌淡胖嫩，苔薄白，指纹色淡，脉缓无力。

治疗原则：健脾益气。

处方：补脾经300次，补肾经300次，推三关100次，揉外劳宫100次，推四横纹100次，摩中脘2分钟，分腹阴阳50次，按揉足三里50次，按揉脾俞、胃俞100次，捏脊10遍。

方义：补脾经、揉脾俞、揉胃俞、摩中脘、按揉足三里能健脾益气、和胃消食；补肾经、分腹阴阳、捏脊能理气和中，补益气血；推三关、揉外劳宫能温中散寒、温阳益气；推四横纹能调中行气、消食助运。大便不实者，加补大肠、揉龟尾、推上七节骨。

（三）胃阴不足

主证：不喜进食，口干饮多，常皮肤干燥，手足心热，烦躁少寐，大便秘结，小便黄短，舌红少津，苔少或花剥，指纹紫，脉细数。

治疗原则：养胃育阴。

处方：补脾经 200 次，补胃经 300 次，揉二人上马 200 次，揉板门 100 次，运内八卦 100 次，分手阴阳 50 次，清天河水 100 次，揉中脘 100 次，揉关元 100 次，按揉脾俞、胃俞 100 次，捏脊 5 遍。

方义：补脾经、补胃经、按揉脾俞、胃俞能开胃运脾；揉二人上马能滋阴清热；分手阴阳能养胃生津；揉板门能健脾和胃、消食导滞；运内八卦能理气和中；清天河水能滋阴退热；揉中脘、揉关元、捏脊能培补元气、调和气血。大便秘结者，加清大肠、摩腹、揉龟尾、推下七节骨。

【注意事项】

（1）注意饮食营养，加强护理，配合治疗。

（2）纠正不良饮食习惯。定时进餐，饭前勿吃零食和糖果饮料，荤素搭配合理，不挑食，不偏食，少食生冷、肥甘滋补之品。

（3）"胃以喜为补"，开胃先从小儿喜欢的食物入手，暂且不考虑食物营养因素，待患儿食欲增进后，再按营养需求调整。

（4）科学育儿，注意孩子情绪变化并适时引导，切勿在进食时呵斥打骂。营造良好进食环境，增强小儿食欲。

（5）积极寻找厌食原因，采取针对性措施。

【按语】

推拿治疗小儿厌食的关键在于调理脾胃，但应根据不同的见证，分别采取先攻后补，或先补后攻，或攻补兼施。

第八节　小儿脘腹疼痛

【病证概述】

脘指胃脘，位于剑下心窝部，为胃的解剖投影区域。腹指胃脘以下、耻骨联合以上的区域。传统中医将二者分开论述，故有胃痛、腹痛之名。但其病因病机及治疗方法有共同之处，故本书合而论之。

小儿脘腹疼痛涉及的范围相当广，包括现代医学中腹腔内所有脏器的病变，如上腹部的胃痛、胰腺炎、肝胆病，中腹的肠道病变及下腹膀胱与肠道等的病变，故临床必须仔细辨认，正确诊断。小儿脘腹疼痛的程度也不一样，如饮食、一般炎症及气候影响等所致之痛大多较缓，而机械性的梗阻、套叠、扭转或虫子所致者却痛势剧烈。且因小儿自身的特点，这些急腹症又较成人常见，是必须引起重视的问题。

一般小儿都不能准确叙述病史，不能正确描述疼痛的性质、部位和时间，唯有哭闹或神情异常而已，故在脘腹疼痛的诊断过程中，主要依据望诊和触诊。同样，推拿疗效的判定，也主要参考这些指标。

【病因病机】

不通则痛是中医认识疼痛的原则，小儿脘腹疼痛也责之于不通。常见原因如下：

（1）感受外邪：外邪入侵，或寒或热或湿，总为邪气干胃或"凉"（直接侵袭之意）肚，气机因之闭郁，不通则痛。

（2）乳食所伤：正常的胃肠调节为进食与消化的过程中，胃与肠之间虚与实不断自我更替，因为乳食失节，积滞难消，使胃肠当空不空，气机受阻，不通而痛。

（3）机械梗阻：因为虫、燥粪块的结聚或胃肠的运动失调，胃与肠管的扭转、套叠、痉挛等致谷道的梗阻，不通亦痛，且因梗阻的部位、程度、梗阻物的性质之不同，而痛势也不同。

（4）气血不足：小儿天生脾常不足，若素体过虚、或病后调护失宜，损伤脾胃，胃虚不纳，脾虚不运，无力运转，气道因之不通，而产生疼痛，亦有因气血亏损，藏器失养，不荣而痛。

【辨证论治】

（一）寒痛

主证：有感伤寒邪或饮冷史，突发脘腹疼痛，脘腹、四肢均冷，面色青黑或苍白，身体蜷缩，小便不黄，口不渴或喜热饮热熨，舌淡苔白，脉迟，指纹淡红或青。

治疗原则：温中散寒，行气止痛。

处方：补脾经 300 次，揉外劳宫 100 次，推三关 100 次，掐揉一窝风 100 次，逆时针方向摩腹 3 ~ 5 分钟，拿肚角 3 ~ 5 次。

方义：补脾经、逆时针方向摩腹可温中健脾，佐以推三关、揉外劳宫以助阳祛寒，配掐揉一窝风、拿肚角以达散寒理气止痛之效。

加减：寒痛甚，可加揉脐、揉气海以温阳散寒止痛；小便清长者，加清小肠。

（二）热痛

主症：有感受热邪或服用燥辣炙煿史，脘腹疼痛，触之灼热，四肢躁动，哭闹不安，大便秘结，小便短赤，口渴欲饮，或呕吐或泻痢，其势较剧，舌红苔黄厚，脉数纹紫。

治疗原则：清热泻火，通府止痛。

处方：清板门 100 次，清大肠 100 次，顺运内八卦 3 分钟，苍龙摆尾 10 次，退下六腑 100 次，分推腹阴阳 100 次，顺时针摩腹、揉腹 5 分钟，拿肚角 3 次，推下七节骨 100 次，点掐新设穴 100 次。

方义：清板门泻脾胃之火，清大肠泻肠道之火，退下六腑与推下七节为火热而设，配顺运内八卦和苍龙摆尾以及点掐脚之新设穴能降气降火、釜底抽薪。而腹部的分推、揉拿具有局部治疗优势。如此，热退气降而痛自止。

（三）食积痛

主证：有伤食史，脘腹胀满疼痛，叩之如鼓，嗳腐吞酸，不思饮食，呕恶，矢气频作，夜卧不安，或泻下如败卵，苔腻脉滑，指纹滞。

治疗原则：消食导滞，理气止痛。

处方：补脾经 300 次，清大肠 100 次，揉板门 100 次，运内八卦 50 次，揉中脘 50 次，揉天枢 50 次，分腹阴阳 100 次，拿肚角 3 ~ 5 次。

方义：补脾经、揉板门、揉中脘、分腹阴阳健脾和胃、消食导滞、理气止痛；清大肠、揉天枢疏导肠府积滞；运内八卦宽胸理气、调和气血；拿肚角以止痛。

加减：食积甚者，可加顺时针摩腹、揉一窝风、揉足三里，和胃消滞止痛；腹泻者，先加推下七节骨、揉龟尾，待肠府积滞热邪排出后再用推上七节骨；便秘者，加推下七节骨。

（四）虚痛

主证：脘腹疼痛隐隐，反复发作，喜温喜揉，面色萎黄，形体消瘦，神疲倦怠，食欲不振，饮食稍有不慎则易诱发腹泻，或见各型疳之征（详见疳积篇），舌淡或光红无苔，脉细，指纹色淡。

治疗原则：补益气血，健脾和胃止痛。

处方：补脾经 300 次，补肾经 300 次，推三关 100 次，揉外劳宫 100 次，揉中脘 5 分钟，揉脐 300 次，按揉足三里 100 次。

方义：揉中脘、按揉足三里意在健脾和胃、增进食欲；揉脐可温中散寒、理气止痛；补脾经、补肾经、推三关可温补脾肾、散寒止痛；揉外劳宫可升提阳气、散寒止痛、理气消积。

加减：症见肾阳虚者，加补肾经、捏脊；腹胀者，加分腹阴阳、运内八卦。

（五）虫痛

主证：痛在脐周，时作时止，痛时剧烈如刀绞，患儿常高声啼哭，或躁扰不宁；止时则嬉戏如常，腹部有时可触摸到条索状、蠕动的包块，时隐时现。平素面黄肌瘦，嗜食异物，或曾吐蛔、便蛔，如遇蛔虫逆行钻胆，则疼痛更为剧烈，伴面青、肢冷、口吐清涎，脉涩或弦，指纹色青。

治疗原则：安蛔止痛。

处方：揉一窝风 100 次，揉外劳宫 100 次，推三关 100 次，顺时针方向摩腹 5 分钟，揉脐 300 次，可按揉肝俞、胆俞或背部压痛点 3 分钟。

方义：顺时针方向摩腹、揉脐可健脾和胃，还可以行气止痛，佐以揉一窝风、外劳宫和推三关则能温中安蛔。按揉肝俞、胆俞或背部压痛点可调和脏腑，根据《伤寒论》，虫痛属厥阴经证，故可加揉肝俞、胆俞和背部压痛点，疏导厥阴经气，安蛔止痛。

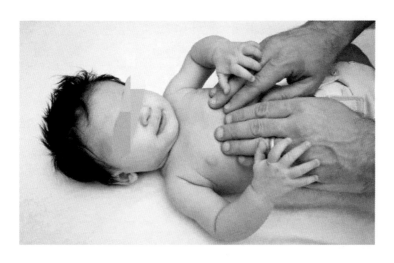

【注意事项】

（1）在治疗期间宜注意腹部保暖，不宜受寒，不宜贪凉纳饮。

（2）急性婴幼儿腹痛者，要排除急腹症。

【按语】

推拿治疗本病时，需细致诊断，以排除急性感染性疾病。本病病程短，患儿体质好，正气尚足者预后良好；病程较长，患儿体质较差，正气不足者预后较差；身体日渐羸瘦，正气日衰者难治。若腹痛暴急，伴大汗淋漓，四肢厥冷，脉微欲绝者，应以中西医结合抢救治疗，如不及时抢救则危殆立至，故临诊需十分谨慎。

第九节　小儿便秘

【病证概述】

便秘是指排便次数减少、间隔时间延长或粪质坚硬干燥、秘结不通或虽有便意但排出困难的一种儿科常见病症。早在隋代的《诸病源候论》中就记载了小儿便秘，并论述了其有关病因。便秘可作为一种独立的儿科疾病，也可继发于其他疾病的过程中。单独出现的便秘，多与小儿体质、饮食习惯、生活不规律等有关。突然改变生活习惯、过食辛辣煎炸厚味，可发生一过性便秘。便秘日久，常会引起其他全身症状。如由于府气不通，浊阴不降，可引起腹胀、腹痛、头晕、纳差、寐不安等，也可由于便时用力，引起肛裂或脱肛。

【病因病机】

（1）无水行舟：因感受燥热之邪或热病余邪久恋，邪热与燥屎内结肠道，致使津液受伤，府气不通，以致便秘。

（2）推动乏力：素体虚弱或久病气血两虚，血虚则肠道涩滞，气虚则传导无力，以致便秘。

【辨证论治】

（一）实秘

主证：大便多日不解，解时难出，因此啼闹，便质干硬，形呈颗粒，颜色深黄，小腹胀痛而多啼；面赤身热，口干多饮，口气热臭，小便黄少，躁扰不宁，夜卧不安，舌红，苔黄燥，脉洪数，指纹紫滞。

治疗原则：清热通府，润肠通便。

处方：清大肠200次，揉板门100次，清胃经100次，清天河水100次，运内八卦100次，按揉膊阳池50次，揉天枢100次，顺时针方向摩腹3分钟，按弦走搓摩50次，按揉足三里50次，揉龟尾50次，推下七节骨100次。

方义：清大肠、揉板门、清胃经能荡涤肠府邪热积滞；揉天枢、摩腹、按揉足三里能健脾和胃、行滞消食；按弦走搓摩、运内八卦能疏肝理气、顺气行滞；揉龟尾、推下七节骨、按揉膊阳池、退六腑能通便清热。

加减：腹痛者，加拿肚角。

（二）虚秘

主证：便秘不通，多日一解，便质并不干硬，但努责难下，便时较长；面唇爪甲淡白，形瘦神倦，啼声低微，舌淡，苔薄，脉虚，指纹淡。

治疗原则：益气养血，开塞通便。

处方：补脾经200次，清大肠200次，分手阴阳50次，推三关100次，按揉膊阳池50次，揉脐100次，逆时针方向摩腹2分钟，按揉足三里50次，揉龟尾50次，推下七节骨100次，捏脊5遍。

方义：补脾经、推三关、捏脊、按揉足三里，能益气补血、健脾调中、强壮身体；

清大肠、按揉膊阳池、逆时针方向摩腹、揉脐，能健脾和胃、理肠通便；分手阴阳能补虚润肠通便。

加减：如体质较弱者，可加补肾经穴。

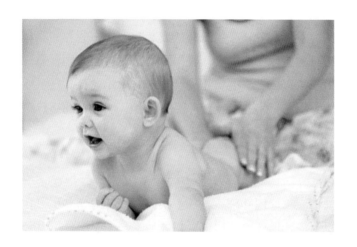

【注意事项】

（1）合理膳食，注意添加粗纤维食物。

（2）生活应有规律，养成定时排便习惯。

（3）食少而便少者应注意扶养胃气。

【按语】

（1）推拿治疗单纯性便秘疗效较好。治疗实秘时手法可重一些，治疗虚秘操作时间应适当延长。

（2）经推拿治疗，症状明显改善后，仍须继续推拿，直至排便正常。

第十节　小儿积滞

【病证概述】

积滞指乳食停聚不化，气滞不行的一种常见脾胃病症。积与滞有别，积指食积、虫积、痰积等，总为有形邪气，视之可见（望诊可见包块与腹部膨隆），扪之可及，多责之脏病，为食、痰、瘀、粪块等相合而成；滞指气机的不畅，即停滞不行，可由积引起，也可单独发生。滞本身为无形，常走窜不定，攻撑作痛，责之于腑，为气聚而不行常道所致。积滞在成人应详分血病与气病，藏病与府病。而在小儿，大多以乳食内停为主，以病程长、宿食不化、气机受阻、虚实互见为特征。积滞临床多表现为不思乳食，脘腹胀满，或兼呕泻、疼痛等症状，易于相关疾病混淆，其鉴别要点主要为一般厌食，脘腹疼痛，呕泻等，病程短，以实为主，且主症突出。而积滞病程较长，虚实互见，已影响小儿发育，且主症为胀、满，不思食。故古人认为积滞是小儿因饮食停滞不化，长期难消的必然结果。其进一步发展，损伤五藏，营养严重不良，则酿成疳证。

【病因病机】

根据积滞的性质、原因和临床表现，我们将其分为伤食积滞和脾虚积滞两大类，前者以食积为主，偏于实，后者以脾虚为主，偏于虚。虽有分类，但二者不是绝对的，虚实之间常互相转化。故在诊断上，以及长时间的治疗过程中，要随时根据症候的改变，虚实的多寡而调整治疗方法、穴位与手法。那种从一而终、永不改变的推拿方法显然是与辨证论治思想相违的。

（1）伤食：小儿脾常不足，胃肠脆弱，饮食又不能自节，若因喂养失宜，伤于乳食，损及脾胃，运化障碍，水谷积滞不化而发本病。

（2）脾虚：脾胃素弱，或久病所伤，胃虚不腐，脾虚不运，水谷不化，积滞于中而发本病。

【辨证论治】

（一）伤食积滞

主证：脘腹胀满，拒按，因胀痛而啼闹，不思乳食，嗳腐吞酸，或伴呕泻酸臭，食物残渣，呕泻后胀痛暂减而安，夜卧不宁，手足心发热，或身热夜甚，面色青黄，舌红、苔厚腻，脉滑实，指纹紫滞。

治疗原则：消积导滞，健中行气。

处方：补脾土 100 ~ 200 次，揉板门 300 次，揉脾俞、揉足三里 300 次，平肝木 50 ~ 100 次，平运内、外八卦 100 ~ 300 次，推四横纹 100 ~ 300 次，揉天枢 300 次，清大肠 3 ~ 5 分钟，清天河水 100 ~ 300 次，退六腑 100 ~ 200 次，揉小天心 100 ~ 300 次，分手阴阳 3 ~ 5 分钟。

方义：脾土、板门、脾俞、足三里等均是脾胃疾病的常用穴位，推之能健脾胃，促运化，对一切脾胃系病症均可用之；肝主疏泄，平肝木能行疏泄，助运化；平运内外八卦，推四横纹，揉天枢等具有升降气机，消积导滞的作用；食积多有化热，故清天河水和退六腑以清积热；揉小天心，分手阴阳可调阴阳，安心神，但在分手阴阳时应阴重阳轻。

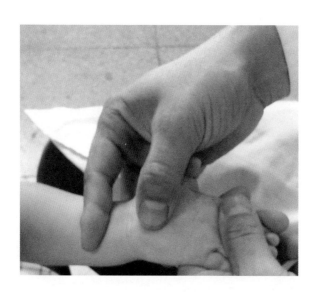

（二）脾胃积滞

主证：不思乳食，食则饱胀，强食则腹痛，甚可呕泻酸臭，平素大便溏泄，或夹乳食残渣，精神倦怠，面色萎黄，舌唇色淡，脉弱，指纹淡红。

治疗原则：补益脾胃，调中健运。

处方：补脾经 300 次，揉板门 200 次，推四横纹 150 次，运内八卦 150 次，揉中脘 100 次，分腹阴阳 200 次，揉天枢 100 次，按揉足三里 100 次。

方义：揉板门、揉中脘、分腹阴阳、揉天枢以消食导滞，疏调肠胃积滞；推四横纹、运内八卦加强以上作用，并能理气调中；补脾经、按揉足三里以健脾开胃、消食和中。

【注意事项】

（1）调节饮食，合理喂养，婴儿饮食应选择易于消化和富有营养的食品。

（2）进食应定时定量，不宜过饥过饱。

（3）婴儿随着年龄的增长，逐渐供给相应的辅食，断乳前后，更宜注意，不宜杂食、偏食。

【按语】

在治疗上，积滞不像单纯之厌食、脘腹疼痛与呕泻那样易于治疗，而需要一段时间的调理与治疗方能已病。故在临床推拿，一定要先告之医者，以求得合作与理解。

第十一节　小儿疳证

【病证概述】

疳证是儿科常见的慢性营养障碍性病证。古代为儿科"四大难证"（麻疹、水痘、惊风、疳证）之一，临床以食欲差、营养差、发育差之三差为特征。症状上常表现为汗多、口渴（疳者干也，津液消灼）、肌肉消瘦、毛发枯焦（疳者干也，气血亏损，不能充于形体）、头大颈细、腹皮青筋、腹如舟状等。疳证多由乳食积滞而成，故有"积为疳之母"之说。

小儿消化系统疾病特多，如呕吐、厌食、腹泻、胃脘痛、腹痛、虫证、积滞等，若病因持续不去，症候进一步发展，均可转化为疳证，也就是说疳证是脾胃疾病发展的最终结果，而一旦成疳，则症状、病机等已不局限于原有单纯性病变，而将导致五藏损伤，严重影响小儿发育。

可见，在疳证的辨证过程中，应注意下述几点：1. 单纯性疾病是否已经成疳。2. 成疳后，以脾虚积滞为主，即脾虚积滞是疳证的基本证型和五疳之首。3. 波及影响了哪些藏府与部位。只有弄清了这些，在治疗中，才有针对性，才能标本兼顾，提高疗效。

【病因病机】

小儿藏府脆弱，脾尤不足。喂养不当，乳食不节，或他病久治不愈，伤残脾胃，胃伤不纳而失降浊，脾伤不运而失升清，精微不能化生与转输，气血亏虚，五藏失养，四肢百骸、筋骨皮肉皆受损，日久而成疳。

本病的病因较多：

其一，饮食过度或恣食肥甘生冷食物，致使脾胃运化失常，形成积滞，积久化热耗伤津液，气血津液亏虚而成疳证。

其二，喂养不当，营养失调或营养不足，不能适应小儿正常生长发育的需求，致使机体日甚一日渐消瘦，气血虚衰，生长迟缓。

其三，长期吐泻，寄生虫病，结核病等，消耗气血，导致形体羸瘦，转而成疳。

【辨证论治】

（一）初期

主证：形体较瘦，面色萎黄少华，毛发稍稀，精神欠佳，食欲不振，大便溏薄或干结，烦躁易怒，舌苔薄白或薄黄，指纹色稍紫。

治疗原则：和胃健脾助运。

处方：清胃经500次，清肝经300次，运八卦500次，清补脾经300次，摩中脘300次，摩腹200次，揉章门1分钟，揉足三里1分钟，揉脾、胃俞各1分钟。

操作：1.患儿取坐位或仰卧位，医者取手部穴位清胃经，清肝经，运八卦，清补脾经。2.患儿取仰卧位，医者进行腹部手法摩中脘，摩腹，揉章门，之后按揉足三里。3.患儿取俯卧位，医者按揉背部脾俞、胃俞。

（二）中期

主证：形体明显消瘦，肚腹鼓胀，甚或青筋暴露，面色萎黄无华，毛发稀疏，色黄结穗，精神不振，睡眠不宁，烦躁易怒，揉眉挖鼻，咬指磨牙，动作异常，食欲减退，嗜食异物等，舌红苔厚腻，指纹色紫滞。

治疗原则：消积理脾。

处方：清胃经500次，清大肠300次，运八卦300次，清补脾经500次，清天河水300次，退六腑300次，按弦搓摩100次，摩腹200次，揉足三里100次，揉脾、胃俞各100次，推下七节骨50次。

操作：1.患儿取坐位或仰卧位，医者操作手部的清胃经，清大肠，运八卦，清补脾经，清天河水，退六腑等手法。2.患儿取仰卧位，医者做按弦搓摩，摩腹，揉足三里等手法。3.患儿取俯卧位，医者揉患儿背部的脾、胃俞，并推下七节骨。

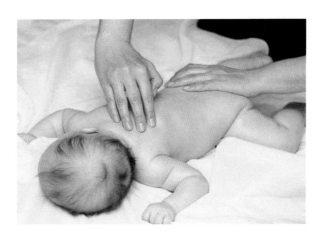

（三）后期

主证：极度消瘦，皮肤干燥毛发干枯，状如老人，大便或溏或秘，时有低热，口干舌燥，舌苔光剥，指纹色淡而滞。

治疗原则：补益气血。

处方：运八卦 300 次，补脾经 500 次，补肾经 500 次，揉二马 300 次，平肝经 300 次，摩腹 100 次，揉章门 100 次，揉气海 100 次、关元 300 次，揉脾俞 300 次，揉肾俞 300 次，揉足三里 300 次，揉涌泉 300 次。

操作：1.患儿取坐位或仰卧位，医者行运八卦，补脾经，补肾经，揉二马，平肝经等手法。2.患儿取仰卧位，医者做摩腹，揉章门，揉气海、关元，之后操作揉足三里，揉涌泉等手法。3.患儿取俯卧位，医者在背部做揉脾俞，揉肾俞等操作。

加减化裁

1、脾疳：症见食纳极少，常嗳腐吞酸，吐泻较甚，泻下酸臭、完谷不化，或有肢体浮肿。皆因中虚不运，谷反成滞，水反成湿，湿滞内聚所致。治宜重补脾土，揉板门，揉天枢，揉中脘，运内外八卦，捏脊；加用清大肠，运土入水，下推七节，利小肠，揉二人上马，以健中促运、消积利水。

2、肝疳：症见睡卧惊惕，目赤眵多或溃烂，或白膜遮睛，夜盲等。皆因肝血不足，目窍失养，或阴虚阳亢，肝风内动，肝热上熏所致。治宜重补肾水，清天河水，退六腑，清板门，揉小天心，分手阴（重）阳（轻）；加用清肝木，上推天门，揉耳后高骨，掐手皆五指节，揉内劳，以滋阴清热，平肝明目，镇惊熄风。

3、心疳：症见躁扰不宁，唇舌鲜红，口舌生疮，吐舌，弄舌，小便黄赤等。

皆因阴虚阳亢，心火上炎，心神不宁所致。治宜重用补肾水，清板门，揉小天心，分手阴（重）阳（轻），清天河水，退六腑；加用清心火，掐总筋，揉内劳，清小肠，揉涌泉，以滋阴降火，清心宁神。

4、肺疳：症见经常感冒，咳嗽，痰鸣，气喘，鼻孔赤烂。皆因肺之气阴不足，卫外不固，宣绛失权，气机不利，或内热郁遏所致。治宜重用补脾土，清胃经，逆运内八卦，推四横纹，推三关；加用清肺金、按弦搓摩，推膻中，拿丰隆，揉乳根，以宣降肺气，益气固表，化痰止咳。

5、肾疳：症见小便浑如米泔，头发稀疏，扭结如穗，或解颅（囟门宽大，颅缝开解，或囟门逾期不合）。头大项细，鸡胸、龟背、下肢畸形，或立、行、发、齿、语发育迟缓，或头项、口、手、足、肌肉痿软无力等。皆因肾精亏虚，元阴元阳衰惫，失主生长发育或毛发失濡或虚热内蒸、膀胱气化不利所致。治宜重补肾水，补脾土，揉板门，推三关，运内外八卦，清天河水，推四横纹，捏脊，揉小天心；加用补肾顶，揉内、外劳，揉百会，揉四神聪，揉肾俞，揉丹田，揉涌泉，以补肾填精，滋阴壮阳，行气活血，助长发育。

【注意事项】

（1）提倡母乳喂养，母乳不足时需及时添加辅食。

（2）平时注意乳贵有时，食贵有节，要定时定量喂养，纠正偏食和吃零食的不良习惯。

（3）经常带孩子到户外活动，晒太阳，呼吸新鲜空气，增强体质。

【按语】

本症复杂且顽固，治疗不易，尚需配合药物，并科学喂养、精心调护，才能提高疗效。

第十二节　小儿呕吐

【病证概述】

小儿呕吐是指乳食由胃中经口中吐出的一种儿科常见病症。古人谓有声有物为呕，有物无声为吐，有声无物为哕，临床上因呕和吐常常同时并作，故多合称为呕吐。呕吐病症无年龄和季节的限制，但以婴幼儿和夏季易于发生。凡影响到胃的功能，导致胃失和降，胃气上逆的，均可引起呕吐。如能及时治疗，预后良好；如经常或长期呕吐，由于小儿为稚阴稚阳之体，常致阴液耗损，气血亏虚，故临诊时需观察阴液阳气的存亡。

由于婴儿的胃呈水平状，胃肌发育不全，贲门松弛，若因哺乳过多或过急，或吞入过多空气，哺乳后乳汁易从口角溢出，称之为溢乳，不属病态。

【病因病机】

胃气上逆是呕吐的总病机。临床上多种因素均可导致胃气上逆，常见原因如下：

（1）伤食：小儿脾胃本不足，饮食又不能自节，若喂养失调，乳食不节，脾胃受伤，运化失职，食滞气阻，胃失通降，气逆于上，则致呕吐；或仓廪实满，新谷难入，入则溢出，亦致呕吐。

（2）起受寒邪：中阳素虚，或外寒内侵，困伤脾胃，胃之通降无权，气逆作呕。

（3）热邪犯胃：火热邪气入里犯胃，逼迫胃气上逆而致呕吐。

（4）痰忧中焦：脾气素弱，或为食、邪所伤，健运失权，水湿不化，成痰成饮，停滞于中，胃气通降受阻，反随痰浊上逆而致呕吐。

（5）卒受惊恐：小儿神气怯弱，不耐惊恐，惊则气乱，肝失疏泄，横逆犯胃，胃逆不降而致呕吐。

就临床所见，小儿呕吐以伤食及感受寒邪为多见，其余各型次之。因小儿脾常不足，饮食不知制节，父母喂食时又唯恐小儿饥饿，喂养不当而导致呕吐。另外，寒邪易伤脾胃，俗称"凉肚"，也是小儿呕吐的常见原因，特别在夏季，小儿喜冷饮而不自制。呕吐的性质属寒还是属热，或是寒热转化需仔细分析四诊信息加以辨认。

【辨证论治】

（一）伤食吐

主证：有伤食史，食已则吐，呕吐酸臭，嗳腐吞酸，腹胀不食，或泻下酸臭，日晡潮热，夜寐不安，手心发热，舌红，苔白厚腻，脉滑，指纹滞。

治疗原则：消食导滞，降逆止呕。

处方：补脾经 100 次，揉板门 200 次，运内八卦 100 次，横纹推向板门 100 次，掐揉四横纹 50 次，揉脐及天枢 100 次，分腹阴阳 50 次，按揉足三里 50 次，推天柱骨 100 次，推下七节骨 50 次，按弦走搓摩 30 次。

方义：补脾经、揉脐及天枢、按揉足三里能健脾和胃助运化；揉板门能消食导滞，和胃止呕；推天柱骨、横纹推向板门能和胃降逆止呕；运内八卦、分腹阴阳、按弦走搓摩能宽胸理气、消食导滞；推下七节骨能泄热通便。

加减：大便秘结者，加清大肠、揉膊阳池、揉龟尾等。

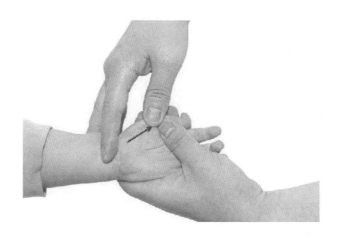

（二）寒吐

主证：有感寒邪或饮冷史。食后良久方吐，或朝食暮吐，遇寒加重，得热呕缓，吐物不臭，喜热饮食，神疲踡卧，面白唇淡，四肢欠温，或大便溏薄，小便清长，舌淡，苔白，脉沉迟，指纹淡红。

治疗原则：温中散寒，降逆止呕。

处方：补脾经 200 次，横纹推向板门 200 次，揉外劳宫 100 次，推三关 100 次，推中脘 100 次，顺时针方向摩腹 3 分钟，按揉足三里 50 次，推天柱骨 100 次，按揉脾俞、胃俞各 50 次。

方义：补脾经、推中脘、摩腹、按揉足三里能健脾和胃、降逆止呕；推天柱骨、横纹推向板门能和胃降逆、止呕吐；揉外劳宫、推三关能温中散寒、行气活血；按揉脾俞、胃俞能健脾胃、助运化。

加减：腹痛者，加拿肚角。

（三）热吐

主证：常有伤暑史或感寒邪郁而化热病史。食入即吐，吐势较剧，吐物酸臭，口渴饮冷，身热烦躁，面赤唇红，小便短赤，或大便干结，舌红，苔黄，脉洪数，指纹紫滞。

治疗原则：清热泻火，降逆止呕。

处方：补脾经100次，清胃经200次，清肝经100次，清大肠100次，退六腑100次，横纹推向板门200次，运内八卦100次，顺时针方向摩腹3分钟，推天柱骨100次，推下七节骨50次。

方义：脾经、清胃经、摩腹能清中焦积热、和胃益气；横纹推向板门，推天柱骨、清肝经能和胃降逆止呕；退六腑能加强清热作用；运内八卦能宽胸理气、和胃止呕；清大肠、推下七节骨能清利肠府、泄热通便。

加减：发热者，加清天河水、重推脊、水底捞月等。

（四）痰吐

主证：时呕痰涎，饮后更甚，或流涎不止，食少不渴，大便稀溏，舌淡，苔白腻，脉滑，指纹滞。

治疗原则：健中化湿，降逆止呕。

处方：补脾土100次，横纹推向板门100次，下推胃经100次，按弦搓摩100次，猿猴摘果100次，逆运内、外八卦3分钟，推四横纹100次，下推七节50次，揉涌泉100次，利小肠100次，揉二马3分钟。

方义：俗云"脾为生痰之源"，故补脾土、推板门、下推胃经以健脾化湿，以堵"生痰之源"；猿猴摘果以利气化痰，健运脾胃；清小肠具有清热利尿除湿之功。再根据病性的偏寒与偏热分别配以祛寒温中和清热化痰的穴位进行治疗。

加减：偏寒者，加揉外劳，揉一窝风，推三关；偏热者，加清天河水，揉内劳，退六腑。

（五）惊吐

主证：有卒受惊恐史，卒惊大恐之后，呕吐频作，吐出乳食或清涎，烦躁不安，睡中惊惕，或因腹痛而多啼，或见腹泻，泻下色青，泻后痛减而啼止，面色青白，舌边红，脉弦，指纹青。

治疗原则：平肝和胃，镇惊降逆。

处方：补脾经100次，清肝经100次，掐心经30次，运内八卦100次，分手阴阳 50 次，揉小天心 200 次，横纹推向板门 100 次，推膻中 50 次，按百会 30 次，推天柱骨 100 次。

方义：补脾经、运内八卦能镇静安神、健脾消食；分手阴阳、揉小天心能宁心安神；横纹推向板门、推天柱骨能和胃降逆止呕；推膻中能宽胸理气；按百会、清肝经、掐心经能加强安神镇惊作用。

【注意事项】

（1）呕吐严重或反复呕吐者，应及时配合中西医综合治疗，同时要加强护理，防止呕吐物吸入继发吸入性肺炎等。

（2）呕吐时将患儿头置于侧位，以防呕吐时呛入气管，同时安静休息，消除恐惧心理。

（3）呕吐较轻者，可进食少量易消化食物；呕吐较重者应暂时禁食，必要时静脉补液。

【按语】

推拿治疗小儿呕吐效果独特，但有一定适应证，应找出呕吐原因，明确诊断。

第十三节 小儿泄泻

【病证概述】

泄泻是一种由多种原因引起的，以大便次数增多、粪质稀薄或如水样为特征的儿科常见病，也称消化不良。泄、泻虽有缓急之分，但临床因字义相近，常通称为泄泻。本病四季皆可发生，但夏秋季节小儿脾胃易为暑湿、风寒和饮食所伤，故小儿泄泻夏秋两季多见。本病发病年龄以婴幼儿为主，尤其是 1 岁以内的婴儿更为多见，这与小儿脾常不足的生理特点有关，年龄越小者表现更为突出。本病轻者预后良好，若治疗不及时，迁延日久，不但影响小儿的生长发育，还可产生脱水、酸中毒等严重症状，甚至危及生命，故临诊时必须予以十分注意。

【病因病机】

本症四季可见，夏秋为多，依其临床表现，常见原因如下：

（1）乳食所伤：小儿饮食不能自节，若喂养失宜，乳食不当，则脾胃受伤，运化无权，清气下陷，食滞并走大肠，而致泄泻。

（2）外邪所感：外邪的入侵，或寒或热或食，或杂合而致，外邪内干脾胃，下迫大肠，导致脾胃升降失常，而致泄泻。

（3）脾胃虚弱：小儿因先天不足，或后天所伤，导致脾气虚弱，温化不及，运化失常，清阳不升，反而下陷，使大肠传导无权，而致泄泻。

（4）卒受惊赴：小儿神气怯弱，若受大惊卒恐，则神伤气乱，肝失疏泄，横逆乘脾，运化、升清失常而致泄泻。

就临床所见，以乳食所伤和感受外邪最为常见，脾胃虚弱次之，卒受惊恐较少见，推拿对本症的治疗效果较好，且具有一定的优势，但本症有轻重缓急之分，证型表现复杂，临床应注意区分。若属法定传染病的范畴，则不包括在内，这一点尤其值得注意。

【辨证论治】

（一）伤食泄

主证：多有较明显的伤食史。大便次数增多，泻下酸臭，夹有乳食，样如豆渣；因脘腹胀痛而多啼，泻后痛减而暂安；不思乳食，嗳腐吞酸，或有呕吐，手心发热，夜卧不安，舌红，苔白腻或黄腻，脉滑，指纹紫滞。

治疗原则：健脾和胃，消食导滞。

处方：补脾经 300 次，清胃经 100 次，揉板门 100 次，清补大肠 200 次，运内八卦 100 次，揉中脘 100 次，揉脐与天枢 100 次，分腹阴阳 50 次，揉龟尾 50 次，推下七节骨 50 次。

方义：补脾经、揉板门，能健脾和胃、消食导滞；清胃经、清补大肠能清胃肠积滞、和胃降逆；运内八卦能行滞消食；揉中脘、揉脐与天枢、分腹阴阳，能理气消胀、健脾和胃；揉龟尾、推下七节骨能理肠止泻。

加减：呕吐者，加推天柱骨；腹痛明显者，加拿肚角。

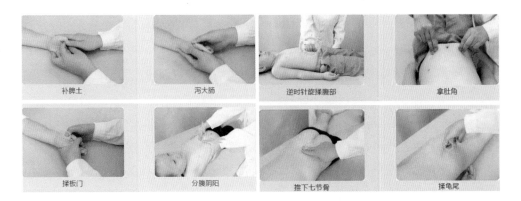

补脾土　　　　　泻大肠　　　　逆时针旋揉腹部　　　　拿肚角

揉板门　　　　　分腹阴阳　　　　推下七节骨　　　　揉龟尾

（二）火热泻

主证：泻时急迫，泻下稀黄，势如倾注，日夜无度，烦躁不宁，口渴多饮，小便短赤，身热面赤，泻甚者眼眶凹陷，舌红，苔黄干，脉数，指纹紫。

治疗原则：清热泻火，育阴止泻。

处方：清天河水 200 次，退六腑 100 次，揉内劳 2 分钟，水底捞明月 100 次，内推板门 3 分钟，补肾水 100 次，揉涌泉 2 分钟，打马过天河 100 次，清小肠 100 次，揉二人上马 5 分钟，顺运内八卦 3 分钟，运土入水 100 次，内推大肠 2 分钟，上推七节 100 次，揉龟尾 2 分钟。

方义：清天河水可清一切热邪，配以退六腑，能迅速通腑泄热，釜底抽薪之妙；内劳宫可清热除烦，水底捞明月对解除腑热有较好的疗效，揉涌泉具有引热下行之功，热去泻自止；清小肠，揉二人上马以利小便实大便，再配以止泻效穴：顺运内八卦，内推大肠，上推七节，揉龟尾等。

（三）湿热泻

主证：泻下黄糜垢腻，稠粘臭秽，或有黏涎，窘迫不爽，日泻数次，甚则十余次，午后发热，口干不饮，食少，倦怠，舌红，苔黄腻，脉滑数，指纹紫滞。

治疗原则：清热利湿，调气止泻。

处方：清补脾经 300 次，清胃经 100 ~ 300 次，清大肠 200 次，板门推向横纹 100 次，清天河水 200 次，揉脐与天枢 100 次，顺时针方向摩腹 2 分钟，揉龟尾 50 次，推上七节骨 100 次。

方义：清补脾经、清胃经、顺时针方向摩腹，能清中焦湿热；清大肠、揉脐与天枢，能清利肠腑湿热积滞；清天河水，能清利湿热；板门推向横纹专攻止泻；配揉龟尾、推上七节骨能理肠止泻。

加减：如身热明显者，加退六腑、推三关；烦躁不安者，加掐揉小天心。

（四）寒湿泻

主证：泻下清稀如水，色白不臭，肠中鸣响，腹痛而啼，面唇淡白，神萎蜷卧，口不渴饮，舌淡，苔白腻，脉濡缓，指纹淡红。

治疗原则：温中散寒，化湿止泻。

处方：补脾经 300 次，补大肠 200 次，板门推向横纹 100 次，推三关 100 次，揉外劳宫 50 次，揉脐 100 次，逆时针方向摩腹 2 分钟，按揉足三里 30 次，揉龟尾 50 次，推上七节骨 100 次。

方义：推三关、揉外劳宫，能温阳散寒；补脾经、揉脐、逆时针方向摩腹、按揉足三里，能健脾助运化湿；板门推向横纹专攻止泻；补大肠、揉龟尾、推上七节骨，能固肠止泻。

加减：如肠鸣腹痛严重者，加揉一窝风、拿肚角；体质虚弱者，加捏脊；小便清长者，加清小肠。

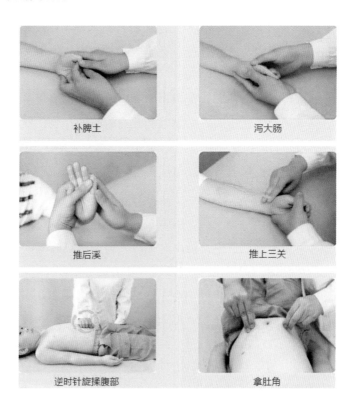

补脾土

泻大肠

推后溪

推上三关

逆时针旋揉腹部

拿肚角

（五）脾气虚泻

主证:泄泻日久，食后即泻，大便稀薄，色白或淡黄，不臭，便中完谷不化，神萎消瘦，面色萎黄，食少不饥，唇舌淡，苔白，脉弱无力，指纹淡红。

治疗原则：健脾益气，升阳止泻。

处方：补脾经300次，补大肠100次，揉外劳宫100次，推三关100次，揉脐100次，顺时针方向摩腹2分钟，按揉足三里50次，按揉脾俞100次，按揉胃俞100次，按揉大肠俞100次，揉龟尾50次，推上七节骨100次，捏脊10遍。

方义：补脾经、推三关、揉外劳宫能健脾益气、温阳散寒；补大肠，能固肠实便；揉脐、摩腹、按揉足三里、捏脊，能健脾和胃、理气调中；按揉脾俞、胃俞、大肠俞能健脾胃、理肠道；揉龟尾、推上七节骨，能温阳止泻、涩肠固脱。

加减：若症见肾阳虚者，加补肾经；腹胀者，加运内八卦；久泻不止者，加按揉百会。

（六）脾肾阳虚泻

主证：久泄不止，下利清谷，澄澈清冷，四肢厥冷，形寒蜷卧，精神萎靡，面色苍白，舌淡，苔白滑，脉微弱，指纹淡。

治疗原则：温补脾肾，壮阳止泻。

处方：补脾经300次，补大肠100～300次，运土入水100～200次，补肾经300次，推三关300次，揉外劳宫100～200次，逆摩腹5分钟，推上七节骨200次，揉龟尾20～30次，揉足三里300次，揉涌泉300次，揉百会50次。

方义：补肾水与肾顶以温补肾阳，三关用于虚寒最宜，神阙能温阳散寒；顺运内八卦，推四横纹，揉百会可升阳举陷；一窝风，二人上马功在温利寒湿；运土入水，补大肠、揉龟尾、上推七节起到固肠止泻的作用。

（七）惊泄

主证：因腹痛而多啼，随即泄泻，粪稠若胶，色青如苔，夜卧不宁，睡中惊惕，面唇色青，舌边红，脉弦，指纹青滞。

治疗原则：平肝健脾，镇惊止泻。

处方:清肝木100次，清心火100次，掐手背五指节100次，揉小天心2分钟，分手阴阳100次，补脾土100～200次，揉板门2分钟，补胃经100次，顺运内八卦2分钟，推四横纹100～200次，运土入水100次，推上七节100～200次，揉龟尾2分钟，补大肠100次。

方义：清肝木以平肝，防克伐太过，清心火以清心养心，治心神不宁，夜卧不安。手背五指节有"乃祛风之苍术"之说，镇惊熄风效佳。脾土、板门及四横纹能健益脾胃，再配以止泻的龟尾、七节、大肠等。

【注意事项】

（1）如患儿出现小便极少或无尿、眼眶凹陷、呕吐频繁、饮食不进、精神萎靡等脱水现象时应停止推拿治疗，采取相应针对性处理措施，在纠正脱水的情况下，可继续推拿治疗。

（2）在泄泻期间，应适当控制饮食，减轻胃肠负担，饮食宜清淡，忌食生冷、辛辣、油腻、滑肠及不易消化食物。吐泻严重者，可暂禁食 4 ~ 6 小时，及时补充水分及口服补液盐。吐泻好转后饮食逐步增加。

（3）做好臀部护理，大便后冲洗揩干，保持臀部皮肤干燥，要勤换尿布，防止发生红臀。

【按语】

推拿治疗小儿泄泻疗效显著，一般 3 ~ 10 次可治愈。对迁延性腹泻每日推拿 1 次；轻型腹泻，每日推拿 1 ~ 2 次；重型腹泻，应以药物治疗为主，可配合推拿治疗。

第十四节　小儿肠套叠

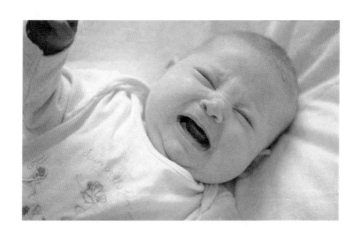

【病证概述】

肠套叠是指一部分肠管套入其相连的肠管腔内而引起梗阻现象。为小儿最常见的腹部急症之一。好发于婴幼儿，尤以 4 ~ 10 个月的乳儿为多见，2 岁以后逐渐减少。男性发病率高于女性。

【病因病机】

中医认为，肠套叠属于中医的肠结范畴。饮食不节（洁），起居失慎等均可导致肠府传输失职，六腑者以通降为顺，泻而不藏，府气不通，气滞血淤，热毒内蕴，淤血滞留，故而腹部疼痛；滞塞上逆则呕；清气不能上升，浊气不能下降，肠内积聚则胀；肠道不利则闭。因此临床常见症状有腹痛、呕吐、腹胀、便血、便闭等。

现代医学认为，肠套叠分为原发性与继发性两类。婴幼儿肠套叠多为原发性。一般认为当小儿添加辅食不当或断奶时，诱发肠环肌发生持续性的局部痉挛，致肠功能紊乱而发生肠套叠，另外肠炎、痢疾等也可因肠功能失调而诱发肠套叠。婴幼儿发病率较高，好发部位常见于回盲部，这些都可能与新生儿回盲部系膜常不固定有关。

【诊断要点】

（1）腹痛：小儿表现为突然性剧烈哭闹，下肢屈曲，面色苍白，出汗，间歇发作后恢复如初或安静入睡，腹胀，呕吐，4 ~ 12 小时后可有便血。

（2）便血：便血和黏液是肠套叠的重要症状之一。典型的排出物只有块或所进食物，随后可带胆汁，甚至可为大便样带有臭味的液体，为婴儿肠套叠早期症状之一。

（3）腹部肿块：肠套叠时常可在腹部触及包块，形状常呈腊肠样，表面光滑，具有弹性感。

（4）实验室检查：① X 线钡灌肠检查可作出明确诊断，在钡灌肠或空气灌肠时，结肠的套叠可得到复位。② B 超检查显示"同心圆""靶环"样肿块影像，也有助于诊断此病。

【推拿治疗】

用于发病 48 小时以内，全身情况较好，无明显腹胀、无腹膜刺激征、无休克等病征者，治疗以调理肠道，导滞通便为原则。

治疗原则：行气通府，手法复位。

处方：调五藏10～20次，掐揉五指节30次，揉四横纹、足五里、总筋、一窝风等穴300～500次，分推腹阴阳100～500次，顺时针摩腹、揉腹10～15分钟，运外八卦300～500次，震脊5遍。

方义：套叠之时，肠道梗阻，气机闭郁，剧烈疼痛，五藏不和，方用调五藏、揉五指节以安藏府，和气血；掐揉四横纹、足五里、总筋、一窝风等皆为镇痛缓急之要穴。小肠套入大肠，局部呈腊肠样，故宜顺时针摩腹，以解其套；其他分推腹阴阳、揉腹均为行气调肠而设，运外八卦宽胸理气、通滞散结，配以震脊则能较好地调节肠道功能，使之复旧。

【注意事项】

（1）手法要轻柔，以患者能接受为原则。

（2）疼痛剧烈者，可先加压相应的背腧穴，如肝俞、脾俞、胃俞、大肠俞等。

（3）对不能使套叠复位，或复位后发现肠穿孔者，须外科手术治疗。

附：肠扭转

主证：多见于饱食之后剧烈活动或体位突然改变，而突发剧烈腹痛，明显腹胀，患儿面青、肢冷、脉微，早期肠鸣亢进，晚期肠鸣消失。

治疗原则：解痉止痛，手法复位。

处方：急用颠簸疗法，其法为患儿俯卧位（常为医者抱卧于膝上），医者立于其左侧，左右两手分别从患儿左右两侧抄入，手心向上，托扶腹部，然后节律性的向上颠簸，可三轻一重或五轻一重，轻时医者的手紧贴儿腹，不离床面；重时使患儿腹部完全腾空，自然落下，反复操作1～3分钟。亦可取仰卧位，医者两手分放腹之两侧，左右手交替向对侧推按约3～5分钟，再从两腰抄入行颠簸。亦可将患儿倒立，医者双手挟持其腰腹，重在腹部振揉与搓摩。

其他治法与肠套叠相同。

方义：肠扭转为肠襻及其系膜的长度比肠襻两端根部的距离相对过长，因而肠襻重量增加发生的机械性的扭转。肠扭转后，本身具有一种自然复位的倾向，而颠簸为较剧烈的震动运动，当取与平常相异的俯卧位或倒立位时，这种震动有助于扭转肠管的复位，于早期运用得当，常有奇特疗效。

第十五节　小儿脱肛

【病证概述】

脱肛，指直肠头向外翻出，脱垂于肛门之外，尤以 1～3 岁者多见。脱肛之症，虽在局部，但肺与大肠相表里，脾气主升，专司固摄，肾开窍于二阴，故与之密切相关。而脱肛日久，真气耗损，肛门愈加松弛，不仅脱而不收，甚为难治，更易充血肿胀、发炎，甚至局部组织坏死，故应及早治疗。

【病因病机】

（1）气虚下陷：素体虚弱，藏真不固，或营养不良，元气不足，或大病久病，尤其久咳伤肺，久泄伤脾，以致气虚不摄、升提无权，气陷而致脱肛。

（2）火热下迫：感受火热邪气，或积滞化火，热迫大肠，或肺胃积热，下移大肠，而致脱肛。

【辨证论治】

（一）气虚下陷

主证：每遇大便之时，直肠脱出肛外，轻者便后自收，重者须手托按方回，甚至平素啼哭、咳嗽、喷嚏、用力等亦可脱出；肛头色淡，无红肿，无血液，不疼痛；精神倦怠，面白唇淡，啼声低微，舌淡红，脉虚弱，指纹淡。

治疗原则：益气固摄，升阳举陷。

处方：补脾经 300 次，补肺经 300 次，补大肠 200 次，推三关 100 次，按揉百会 50 次，揉龟尾 50 次，推上七节骨 100 次，捏脊 3 遍。

方义：补脾经、补肺经、推三关、捏脊补中益气；补大肠、推上七节骨涩肠固脱；按揉百会以升阳提气；揉龟尾理肠提肛。若遇脾肾阳虚，阴寒内盛诸症，则重推三关以去寒，补肾水，揉关元、外劳等穴以壮阳制阴。

加减：若见形寒踡卧、四肢不温，下利清谷、小便清长等脾肾阳虚、阴寒内盛之证，则重推三关，加补肾水，揉外劳，揉关元。

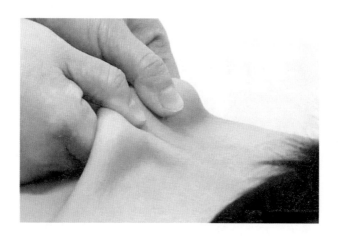

（二）火热下迫

主证：肛头脱出，局部红、肿、热、痛，因而啼闹不休；甚则肛头渗血；面赤唇红，身热，口干多饮，小便黄少，大便干结，苔黄，脉数，指纹紫滞。

治疗原则：清热泻火，凉血解毒。

处方：清脾经 300 次，清大肠 200 次，清小肠 200 次，退六腑 100 次，按揉膊阳池 200 次，揉天枢 100 次，揉龟尾 50 次，推下七节骨 100 次。

方义：清大肠、揉天枢配退六腑以清理肠腑积热；清脾经、清小肠清利湿热；按揉膊阳池、推下七节骨清热通便；揉龟尾以理肠提肛。

加减：如烦躁不安者，加掐揉小天心。

【注意事项】

（1）为避免脱出之肛头充血、水肿、发炎、坏死，必须尽快复位。一旦脱出，可用消毒棉球或纱布，蘸少许紫草黄柏油，轻揉肛头，后缓缓托回，托回后可轻轻揉按肛周，捏挤肛门，并嘱患儿双腿并拢，用力夹紧，休息一会再下床活动。

（2）平时应尽量避免剧烈运动、咳嗽、啼哭，蹲式排便等，以及少食辛燥，避免大便干结，解便困难，以减少脱出的机会，使肛门括约肌的收缩力尽早恢复。

【按语】

两种类型的脱肛推拿方法截然不同，要注意辨别清楚。只要推拿方法得当，多能很快痊愈。一般每日推拿 1 次，治疗 2 ~ 4 日即可见效。

第十六节　小儿口疮

【病证概述】

口疮是指以口腔内黏膜、舌、唇、齿龈、上腭等处发生溃疡为特征的一种小儿常见的口腔疾患。此病相当于西医的疱疹性口腔炎、溃疡性口腔炎、口角炎等，临床表现为口腔黏膜充血水肿，齿龈、舌、两颊及上颚等处出现单个或数个直径3～5mm的溃疡，边缘鲜红，表面有灰白色假膜覆盖，局部灼热疼痛；患儿拒食，心烦不安，口干欲饮，流涎；或有发热，口舌糜烂，疼痛剧烈，口臭涎多，烦躁。本病一年四季均易发，起病较快，一般7日左右愈合，若此起彼伏，则病程延长，愈后常易复发。

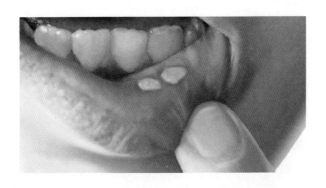

【病因病机】

本病与心脾肾有密切的联系，中医学将其病因主要归于"火"，病位主要在心脾。

（1）体质因素：小儿为稚阴稚阳之体，体质多属纯阳，阴气亏虚，阳气相对偏盛，所患热病为多，血气盛实者易致口疮，而"热"是口疮的主要病理因素。

（2）胎产因素：先天之气为父母所赋，故胎产因素对小儿生长发育至关重要。胎热、胎毒之胎禀因素及母乳喂养因素，也是口疮致病原因之一。妊娠妇女起居不调、饮食不节、情志不遂，化火生热，遗热毒于胎，也发为口疮。

（3）外感因素：外感六淫尤其是风热之邪是口疮的主要致病因素之一。风性上行，风邪挟热上扰或风热乘脾发为口疮。

（4）喂养因素：小儿藏府娇嫩，形气未充，寒温不知自调，饮食不知自节，极易因喂养不当而致病。如果小儿养育过温或饮食失节，过食肥甘生热，心脾蕴热，火热上灼，可见口舌生疮。

【辨证论治】

治疗口疮，实证治则为清热解毒、消肿止痛；虚证治则为滋阴补肾、甘温除热。

（一）心脾积热

主证：口舌糜烂，溃烂面大小不等，周围绕有红晕，口臭，啼哭不休，拒乳，小便黄赤，大便腐臭，指纹紫暗，脉滑。

治疗原则：清心泻脾，通府泄热。

处方：清心经、清脾经、清大肠各300次，板门推向横纹200次，捣揉小天心100次，揉总筋100次，清天河水200次，摩腹2～3分钟。

方义：清心经、清脾经、清大肠，清心脾积热；板门推向横纹清胃凉膈、消导食积；揉小天心通窍散结，揉总筋泻邪热、清口疮。

加减：便秘者，可加推下七节骨、揉龟尾、清胃经等通腑泄热；小便黄赤者，加用清小肠。

（二）风热乘脾

主证：口舌糜烂，可伴有咳嗽，痰黄，啼哭不休，口舌干燥，大便干，小便黄，指纹紫，脉浮数。

治疗原则：疏风清热，健脾助运。

处方：开天门100次，推坎宫100次，运太阳300次，揉耳后高骨100次，退六腑200次，清脾经300次，清胃经300次，按揉足三里100次。

方义：开天门、推坎宫、运太阳、揉耳后高骨为外感四法，可疏风解表清热；清脾经、清胃经、按揉足三里可健脾消食、补中消疮。

加减：若见咳嗽者，可加用清肺经、揉肺俞、分腹阴阳等。

（三）虚火上炎

主证：口舌糜烂、盗汗明显，伴体瘦疲倦、腹胀便干，不思饮食，啼哭声微，指纹暗滞，脉细数。

治疗原则：补肾健脾，甘温除热。

处方：揉上马 300 次，掐揉肾顶 100 次，补肾经 300 次，按揉足三里 100 次，擦涌泉（透热为度），捏脊 5 ～ 8 遍。

方义：揉上马、掐揉肾顶、补肾经、擦涌泉可滋肾养阴；捏脊可通经络、和阴阳，调脏腑、行气血；揉足三里健运脾胃，配合捏脊可培元补中，甘温除口疮。

加减：若见夜啼、盗汗者，可加用按揉小天心、运内八卦等；若食少者，可加用摩腹、揉脐等助运化。

【注意事项】

（1）医者应多注意小儿口腔卫生及饮食调理，少食肥甘厚腻、油煎油炸之品，多食蔬菜、水果等，保持二便通畅，避免过烫过硬的食物入口。

（2）小儿脏腑娇嫩，形气未充，故用推拿手法不宜过重，如用药，则量不宜过大，过大妨碍胃气，要始终顾护胃气。

【按语】

临床表明，推拿治疗口疮，只要取穴正确，运用得当，即可在短时间内获得显著疗效，且容易被医者和患儿接受，副作用小，值得推广使用。

第十七节　鹅口疮

【病证概述】

鹅口疮，因小儿口舌满布苔膜白屑，状如鹅口而名，又因其苔膜色白如雪，故又名雪口。多发于一岁以内的哺乳婴儿，尤以早产、体虚或营养不良、久泻之后，更为常见。多因先天胎毒遗留，或体弱感邪，久病所致，常见有心脾积热、虚火上炎两种。

【病因病机】

因孕妇嗜食辛香炙博，热毒下积胞中，遗患胎儿，或胎儿生后，口腔不洁，为秽毒侵袭，积热邪毒，蕴积心脾。口为脾之窍，舌为心之苗，热毒上炎，熏灼口舌，以致本病。

素体阴虚，或邪热久留，热病迁延、大吐大泻，而致阴虚阳亢，水不制火，虚火上炎，熏灼口舌，以致本病。

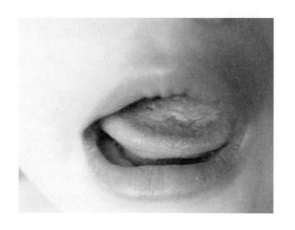

【辨证论治】

（一）心脾积热

主证：口腔、舌体白屑满布，凝集而成结实厚片，白屑周围有红晕，旋拭旋生，不易清除，身热面赤，唇燥口干，烦躁不宁，啼哭不休，吮乳困难，或大便干结，小便黄少，舌红，脉滑数，指纹紫滞。

治疗原则：清心脾，泄积热。

处方：清心火、脾土、板门、大肠、小肠、天河水，退六腑，水底捞明月，逆运内八卦，揉小天心，分手阴（重）阳（轻），拿合谷。

方义：清心火、脾土、板门、天河水，水底捞明月，退六腑以清心脾，泄积热；逆运内八卦，清小肠、大肠以釜底抽薪、引热下行；揉小天心，分手阴阳以调阴阳，安心神；拿合谷以止疮疼。

（二）虚火上炎

主证：口腔、舌体白屑满布，松软稀疏而干，周围红晕不著，啼哭不休，烦躁不宁，吮乳困难，颧红、潮热、盗汗，唇舌嫩红，脉细数，指纹淡红。

治疗原则：滋阴降火，引火归元。

处方：补肾水、清心火、胃经、小肠、天河水，打马过天河，逆运内八卦，分手阴（重）阳（轻），揉肾顶、内劳、小天心、二人上马、涌泉，拿合谷。

方义：补肾水，揉肾顶，清心火、胃经、天河水，揉内劳，打马过天河以滋阴降火；揉小天心、二人上马以交通心肾，安神镇静；逆运内八卦，清小肠，揉涌泉以引火归元；拿合谷以止疮痛；分手阴阳以调和阴阳。

【注意事项】

（1）哺乳期的母亲在喂奶前应用温水清洗乳晕和乳头，而且应经常洗澡、换内衣、剪指甲，每次抱孩子时要先洗手。

（2）对于婴幼儿的被褥和玩具要定期拆洗、晾晒，宝宝的洗漱用具尽量和家长的分开，并定期消毒。

【按语】

一天推拿一次，推拿建议做小孩左手，推拿力度轻柔，可用爽身粉当介质。小孩年龄不同，组方中各穴位相同时间下的推拿次数会不一样。如果以上方法不奏效请及时到有经验的小儿推拿调理师或正规医院治疗，切莫耽误孩子病情。

第十八节　小儿流涎

【病证概述】

小儿流涎也叫流口水，是指口中唾液不自觉从口内流溢出的一种病症，多见于1岁左右的婴儿。本病属中医"滞颐"范畴。小儿流涎可为生理性或病理性，本节所述以喂养不当所引起的病理性流涎为主。

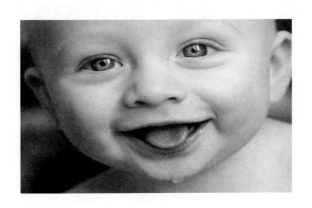

【病因病机】

流涎的原因很多，一般分为生理性和病理性两大类。生理性流涎指 1 岁以内的婴幼儿因口腔容积小，唾液分泌量大，加之出牙对牙龈的刺激，大多都会流涎。随着生长发育，在 1 岁左右流涎的现象就会逐渐消失。病理性流涎是指婴儿不正常地流口水，常有口腔炎、面神经麻痹，伴有小嘴歪斜、智力下降等。另外，唾液分泌功能亢进、脾胃功能失调、吞咽障碍、脑膜炎后遗症等均可引起病理性流涎。如 2 岁以后仍流涎，就可能是脑瘫、先天性痴呆等异常现象。

中医学认为本病的病因主要是脾胃湿热或脾气虚弱，其主要病变部位在脾胃。

（1）脾胃湿热：若乳母平素喜食炙烤辛辣之物，乳汁蕴热，或因喂养不当，辅食多肥甘厚味，皆可致湿热蕴结于脾胃，上迫廉泉，津液外溢，而见流涎。

（2）脾气虚弱：小儿素体不足，脾胃素虚，或母乳喂养时间过长，未能及时添加辅食，患儿营养不足，无以濡养脾胃，皆可导致脾气虚弱，无以输布津液，气虚不能摄精，故见涎流。

【辨证论治】

（一）脾胃实热

主证：口角流涎，涎液黏稠，或有味，或口角赤烂，口渴思饮，小便短赤大便秘结，啼哭烦躁，舌红苔黄，脉弦数，指纹紫滞。

治疗原则：清热泻脾。

处方：清脾经 300 次，清胃经 300 次，清大肠 300 次，退六腑 100 次，掐揉四横纹 300 次，掐揉小横纹 300 次，顺时针方向摩腹 3 分钟。

方义：清脾经、清胃经、退六腑以清中焦湿热；清大肠、掐揉四横纹、掐揉小横纹、顺时针方向摩腹以清肠腑湿热积滞、健脾助运以止涎。

加减：若见口角赤烂、面赤唇红、舌尖红者，可加清心经、揉总筋；兼烦躁易怒、口干口苦者，加清肝经、推大横纹。

（二）脾胃虚寒

主证：口角流涎，涎液清稀，小便清长，面白唇淡，或伴泄泻，消化不良，舌质淡红，苔白，指纹青淡。

治疗原则：健脾摄涎。

处方：补脾经300次，补肺经300次，补肾经300次，揉板门300次，运内八卦200次，推三关300次，逆时针方向摩腹3分钟，揉足三里300次，揉百会100次，捏脊5～8遍。

方义：补脾经、补肺经以健脾益气；补肾经、推三关、揉百会、捏脊以温中健脾、补气摄涎；揉板门、运内八卦、逆时针方向摩腹、揉足三里以消食开胃、健脾助运。

加减：若五心烦热、盗汗者，加揉涌泉、揉上马；纳呆、泛酸者，加清肝经、按弦走搓摩。

上述治疗中，拿喉结指力应向上向内，直逼舌根，而舌根两旁左为金津，右为玉液，皆津液（涎液）调节之枢，闭合之门，轻拿可生津止渴，重则摄液止涎。该两穴虽可张口翘舌点刺出血，但十分疼痛，患儿不堪忍受，医者亦不接受，故用推拿，治在口外，效在口内，临床应予重视。

【注意事项】

（1）患该病后，大人不宜用手捏患儿腮部。

（2）患儿下颌部及前颈、胸前部宜保持干燥。

（3）平时喂养忌肥甘厚味，注意营养充足均衡。

（4）临床对于小儿流涎，要注意审其病因，辨识引起流涎的各种不同疾病，辨证与辨病相结合，务必使患儿得到正确的治疗，以免贻误病情。

【按语】

推拿治疗小儿流涎疗效显著，一般5～10次可治愈。本病预后良好，但若失于治疗，重者可迁延数年不愈，故应当引起必要的重视，及早治疗本病。

第十九节　小儿鼻炎

【病证概述】

小儿鼻炎是指鼻腔黏膜和黏膜下组织的炎症，从发病的急缓及病程的长短来说，可分为急性鼻炎和慢性鼻炎。另外，还有一种十分常见的与外界环境有关的鼻炎称为变应性鼻炎。儿童时期机体各器官的形态发育和生理功能的不完善，造成儿童抵抗力及对外界适应力较差，因此小儿更容易发生鼻炎。本病可见于各种年龄，四季皆可发生，冬季症状较重。

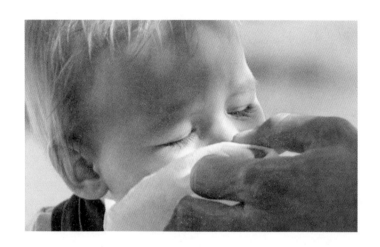

急性鼻炎是鼻腔黏膜的急性感染性炎症，以鼻塞、流涕、喷嚏，甚至不闻香臭为主症，与中医学的"伤风"相似。慢性鼻炎是鼻黏膜或黏膜下层的非特异性慢性炎症，以持续性或间歇性鼻塞、鼻涕增多为主症，与中医学的"鼻窒"相似。变应性鼻炎是由多种特异性变应原引起的发生在鼻黏膜的变态反应性疾病，又称"过敏性鼻炎"，以突然发作鼻痒、喷嚏、流清涕，暂时性失嗅、鼻塞为主症，与中医学的"鼻鼽"相似。

【病因病机】

（1）急性鼻炎：主要为病毒感染或者在病毒感冒的基础上继发细菌感染，常见的诱发原因主要是受凉、过劳、维生素缺乏等，其他如鼻中隔偏曲、鼻息肉等鼻腔慢性疾病。中医学认为，本病常由气候骤变，寒暖失调，或起居不慎，或劳累过度，致使正气虚弱，卫外不固，风邪侵袭。风寒或风热之邪侵袭肺卫，上犯鼻窍，肺失宣降，外邪壅塞于鼻，使鼻窍不利所致。

（2）慢性鼻炎：局部因素为急性鼻炎的反复发作，或未彻底治疗，鼻腔及鼻窦的慢性疾病，邻近组织的感染，鼻腔的用药不当或过久等；全身因素为全身的慢性疾病、营养不良等。中医学认为，本病多由外邪屡犯肺鼻，邪热上蒸，鼻窍失利；或久病体弱，致肺气虚弱，寒袭滞鼻；或因饮食偏嗜，病后失养，致脾胃虚弱，水湿不化，湿浊内生，上犯鼻窍；或邪毒久留，壅阻气血，气滞血瘀，壅塞鼻窍而致。

（3）变应性鼻炎：本病的致病原因与变态反应体质、精神因素、内分泌失调等有关。当有外界各种变应原，如冷热变化、化学气体、刺激性气味、烟尘、花粉等刺激鼻黏膜时即引起发作。植物花粉多引起季节性发作，其他则引起常年性发作。某些食物变应原如牛奶、鸡蛋、鱼虾等也可引起本病，但较少见。其发病机制属Ⅰ型变态反应，主要病理变化为鼻黏膜水肿，大量嗜酸性粒细胞浸润，晚期黏膜可呈肥厚性改变。中医学认为，本病主要由于肺气虚弱，或脾虚气弱，肺气受损，或肾虚摄纳无权，阳气耗散，而致卫气不固，腠理疏松，风寒乘虚而入，犯及鼻窍，邪正相搏，肺气不得通调，津液停聚，鼻窍阻塞，以致喷嚏、流涕。病位以肺为主，但其病理变化与脾肾相关。

【辨证论治】

（一）急性鼻炎

主证：（1）风寒犯鼻：鼻塞较重，喷嚏频作，涕多而清稀，鼻音重浊，恶寒重，发热轻，头身疼痛，无汗，口淡不渴，舌质淡红，苔薄白，指纹色红，脉浮紧。（2）风热袭鼻：鼻塞较重，鼻涕稠黄，鼻痒气热，发热重，微恶风，咳嗽咽痛，口渴喜饮，舌质红，苔薄黄，指纹色紫，脉浮数。

治疗原则：疏风解表，宣肺通窍。

处方：清肺经300次，推攒竹、推坎宫、揉太阳、揉耳后高骨各50次，揉迎香30次，拿风池、拿合谷各10次。

方义：推攒竹、推坎宫、揉太阳、揉耳后高骨可祛风解表、止头痛；拿风池、拿合谷可解表宣肺；清肺经、揉迎香能宣肺解表、通鼻窍、止咳嗽。

加减：风寒者，加推三关、掐揉二扇门；风热者，加清天河水、推脊。

（二）慢性鼻炎

主证：（1）肺经郁热：鼻塞而呈间歇性，语声重浊，涕不多，质黏稠，色黄，头痛头胀，咽干，咳嗽，痰少而黄稠，不易咳出，甚则需张口呼吸，烦躁，影响睡眠，舌质红，苔黄，脉数或弦数。（2）脾气虚寒：鼻塞呈间歇性或交替性，遇寒加重，鼻涕黏稀，伴有咳嗽痰稀，面白少华，少气懒言，舌质淡红，苔薄白，脉缓或细。（3）脾虚湿盛：鼻塞声重，鼻涕稠而量多，病程较长，嗅觉减退，食少便溏，胸脘闷胀，体倦乏力，舌淡而胖，有齿痕，苔白腻，脉濡。（4）气滞血瘀：持续性鼻塞，鼻涕黏稠而多，嗅觉迟钝，或有头痛，口干，舌质暗红或有瘀点，苔薄白，脉涩。

治疗原则：调理肺脾，行滞通窍。

处方：补脾经300次，推攒竹、推坎宫、揉太阳、揉迎香各50次，黄蜂入洞10次，按揉肺俞30次。

方义：补脾经、按揉肺俞可调理肺脾；推攒竹、推坎宫、揉太阳、揉迎香、黄蜂入洞可通鼻窍、止头痛。

加减：肺经郁热者，加清肺经、清天河水、拿曲池、分推肩胛骨；脾气虚寒者，加按揉足三里、推三关；脾虚湿胜者，加揉外劳宫、清大肠、揉天枢、摩腹、按揉阳陵泉；气滞血瘀者，加推膻中、揉膈俞、按弦走搓摩。

（三）变应性鼻炎

主证：（1）肺气虚弱：阵发性鼻痒，喷嚏频作，流清稀涕，鼻塞不通，早晚易发，鼻黏膜水肿色淡，伴见恶风怕冷，易患感冒，动辄出汗，气短音低，面色㿠白，舌淡苔薄，脉缓弱。（2）肺脾气虚：阵发性鼻痒，喷嚏频作，鼻涕清稀，淋漓而下，嗅觉迟钝，鼻塞较重，鼻黏膜苍白或灰白，伴见头昏头重，气短乏力，倦怠纳差，大便或溏，舌质淡胖有齿痕，苔白，脉濡缓。（3）肺肾两虚：常年阵发性鼻痒，喷嚏频作，清涕量多如注，鼻黏膜苍白或紫暗，伴见形寒肢冷，腰膝酸软，腰背冷痛，夜尿频多，尿后余沥，舌质淡胖，苔白，脉沉细。

治疗原则：健脾益气固表，温肺补肾通窍。

处方：补脾经500次，补肺经、补肾经各300次，揉气海、按揉足三里各50次，揉迎香、拿合谷各30次，捏脊5遍。

方义：补脾经、揉气海、按揉足三里、捏脊可健脾益气固表；补肺经、补肾经可温肺补肾；揉迎香、拿合谷可通鼻窍。

加减：肺气虚弱者，加按揉肺俞；肺脾气虚者，加按揉肺俞、脾俞；肺肾两虚者，加按揉肺俞、肾俞、命门。

【注意事项】

（1）急性期应适当休息，应食易消化而富有营养的食物，多饮热开水，保持大便通畅。平时注意防寒保暖，以防诱发鼻炎。患病期间外出时戴口罩，流行病期间尽量远离公共场所，避免传染。

（2）常用拇指、示指在鼻翼两旁按摩，每日数次，每次3～5分钟，使鼻部有热感，有预防保健之功效。

（3）变应性鼻炎要避免与变应原接触，平时加强锻炼，注意营养，以增强体质，提高抗病能力。

【按语】

小儿鼻炎比成人鼻炎的危害大，但若能及时治疗治愈率较成人高。推拿治疗本病有良效。急性鼻炎一般2～3次即可获得显著疗效，尤其对改善鼻道的通气功能较为迅速；慢性鼻炎是反复难愈的病变，疗程较长，须嘱患儿坚持治疗。

第二十节 小儿斜视

【病证概述】

正常人两眼注视同一目标时，视觉冲动通过两眼的传导系统进入大脑，被整合成一个单一的图像称双眼单视。即大脑中枢主宰着两眼球的协同运动，使分开的两只眼成了同一个功能单位。斜视是指这种中枢整合（调节）失调，两眼不能同时注视目标，视轴呈分离状态。发生斜视时，一眼注视目标，另一眼则偏离目标。若一眼向前注视，另一眼偏于颞侧者为外斜视；一眼向前注视，另一眼偏于鼻侧者为内斜视；此外，还有右上斜或左上斜等表现。

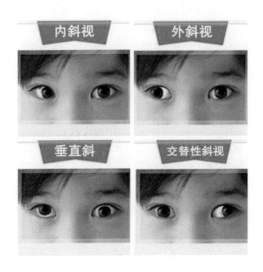

【病因病机】

斜视可分为共同性斜视与非共同性斜视（即麻痹性斜视）两大类。小儿多见共同性内斜视，常为远视眼过度调节，引起集合力过强所致，于3岁左右好发，开始为间歇性，以后为恒定性，这是临床最常见的类型。青春期或中年则多见共同性外斜视，为集合力不足所致。非共同性斜视为一条或几条眼肌麻痹，眼球向麻痹肌作用相反的方向偏位，故又称为麻痹性斜视，常因眼外肌先天发育异常或因颅脑内的炎症、肿瘤、血管疾病、中毒及外伤等致支配眼肌的神经受损而引起。

中医认为，斜视责之于肝，由风邪阻络，筋脉不和，阴阳平衡失调而致，其基本病机与中风相类似，即"邪气反缓，正气即急，正气引邪，喁僻不遂"。不过其歪斜与喁僻发生于眼球罢了。故有"风牵偏视""神珠背反"等名称。

【推拿治疗】

治疗原则：舒筋解痉，滋肝明目。

治疗目的：提高斜视眼视力，恢复双眼视功能，并矫正斜位眼，达到外观的和谐。治疗关键在于明确斜视的方向和程度，针对性地运用手法。

部位及取穴：眼眶部、颈部、背部膀胱经第一侧线、腰骶部；睛明、瞳子髎、鱼腰、球后、四白、合谷、风池、天柱、肝俞、肾俞。

手法：一指禅推法、按揉法、抹法、拿法、揉法、擦法。

手法基本要求：坚持疗程、轻柔和缓、推拿与视觉训练并重。

操作：

（1）基本操作：用一指禅推法从一侧攒竹起，沿上眼眶向外，随后沿下眼眶向内，绕眼眶呈"∞"型推动，如此反复8～10遍；用拇指指端按揉睛明、瞳子髎、鱼腰、球后、四白，每穴1～2分钟；抹眼周5～8次；拇指按揉双侧合谷各20次；用中指指端揉风池、天柱，每穴1～2分钟；用拇指按揉法在颈椎的两侧做缓缓地按揉，由上向下，往返5～8遍；用一手拇指和食、中指拿风池30次；用揉法作用于背部膀胱经第一侧线的腧穴上，重点在肝俞、肾俞，3～5分钟；最后用全掌擦法作用于腰骶部，以透热为度。

（2）辨证治疗

1）内斜视者，重点按揉睛明。

2）外斜视者，重点按揉瞳子髎。

3）上斜视者，重点按揉球后。

4）下斜视者，重点按揉鱼腰。

【注意事项】

（1）对于小儿，年龄越小，疗效越好，故强调早发现、早诊断、早治疗。

（2）积极进行视觉训练，如有意识地让患儿指鼻、观笔尖、看灯光等，以纠正其斜视。

（3）运用遮眼法，遮盖固视眼，强迫使用斜视眼，以提高其固视能力及视力。

【按语】

推拿可以消除眼疲劳，改善斜视症状，但是临床上应考虑综合治疗，以达到更好的治疗效果。经推拿治疗3～6个月仍无效者，应考虑手术治疗，或治疗同时请眼科会诊。

第二十一节　小儿近视

【病证概述】

近视眼是指眼睛视近尚可，视远费力且模糊不清的证候，属中医所谓"能近怯远"。

正常视觉的产生，是由于平行光进入眼内，通过屈光系统的屈折后，刚好聚焦于视网膜上，从而形成清晰的图像。而近视眼则成像于视网膜的前方，远视眼成像于其后方。后两者，因为成像不在视网膜上，因而得不到清晰的图像。可见形成近视眼的基本病理在于屈光系统与视网膜的关系失调，常常表现为屈光系统的屈光过度或视网膜本身的损害。

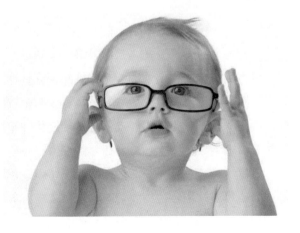

【病因病机】

（1）轴性近视：即由眼球前后径增长所引起的近视。这种近视眼的特征是眼的屈光系统正常，但由于眼球的前后径较长，使聚焦在视网膜前，这是临床最常见的类型。多为各种眼底病变所致，患者常表现为高度近视。

（2）屈光性近视：即眼球的前后径在正常范围内，而眼的屈光力过强，致使成像于视网膜前。病解可见角膜或晶体的弯曲度大于常人，或眼球的屈光间质密度增大等。临床所见之圆锥角膜、球形晶体、老年性白内障、外伤或内服某些药物及调节痉挛所致之近视均属该类型。

（3）假性近视：凡学龄前儿童或青少年因学习太久、过用目力或不正确地用眼，如环境光线太暗、目标太近、车上看书等使视力疲劳，睫状肌处于痉挛状态，晶体过凸而致之暂时性屈光过强，称为假性近视，如不及时纠正和治疗，会转变成器质性近视眼。

目前，对（1）（2）型近视眼发病原因还不十分清楚。据认为可能与遗传、内分泌失调或全身或眼局部病变有关。而（3）型则是由于后天用眼不当所造成，此类近视通过改变学习和工作环境，注意保护视力，完全可以控制其发展或彻底治愈。

中医认为："五藏六府之精气，皆上注于目而为之精"，眼睛为心灵的窗口，神气的外露。一旦过用目力，耗损精血，眼睛失养，则不能视远。故近视眼的中医治疗重在调补精血以明目。

【辨证论治】

（一）心气不足

治疗原则：养心安神，疏通眼络。

处方：一指禅推法从印堂开始推到神庭，作 3 ~ 5 遍；一指禅推法从印堂开始经阳白推到太阳，先左后右，作 3 ~ 5 遍；按揉攒竹、睛明、鱼腰、承泣、四白、瞳子髎、丝竹空等眼周穴位各 1 ~ 2 分钟；抹眼眶，从内向外反复分抹 3 分钟；按揉养老、光明穴各 1 ~ 2 分钟；指按心俞、膈俞穴各 1 ~ 2 分钟。

方义：印堂、阳白、太阳、睛明、鱼腰、承泣、四白、瞳子髎、丝竹空为局部选穴，可疏通眼部经络。养老为保健穴，有养血明目作用。光明为足少阳经的络穴，可养肝明目。指按心俞、膈俞能疏通心络、调理气血、宁心安神。

加减：心烦失眠、健忘者，加揉神门、内关穴 1～2 分钟。气短乏力者，加按揉气海、足三里。

（二）脾胃虚弱

治疗原则：补益脾胃，疏通眼络。

处方：一指禅推法从印堂开始推到神庭，作 3～5 遍；一指禅推法从印堂开始经阳白推到太阳，先左后右，作 3～5 遍；按揉攒竹、睛明、鱼腰、承泣、四白、瞳子髎、丝竹空等眼周穴位各 1～2 分钟；抹眼眶，从内向外反复分抹 3 分钟；按揉养老、光明穴各 1～2 分钟；指按脾俞、胃俞、中脘穴各 1～2 分钟。

方义：印堂、阳白、太阳、睛明、鱼腰、承泣、四白、瞳子谬、丝竹空为局部选穴，可疏通眼部经络。养老为保健穴，有养血明目作用。光明为足少阳经的络穴，可养肝明目。指按脾俞、胃俞、中脘可健脾和胃、调理中焦、消积滞。

加减：食欲不振、四肢乏力者，加按揉足三里。大便溏薄者，加指按三阴交、阴陵泉。眼眶、前额疼痛者，加点按翳明穴。

（三）肝肾亏虚

治疗原则：滋补肝肾，疏通眼络。

处方：一指禅推法从印堂开始推到神庭，作 3～5 遍；一指禅推法从印堂开始经阳白推到太阳，先左后右，作 3～5 遍；按揉攒竹、睛明、鱼腰、承泣、四白、瞳子谬、丝竹空等眼周穴位各 1～2 分钟；抹眼眶，从内向外反复分抹 3 分钟；按揉养老、光明穴各 1～2 分钟；拿风池穴 3 分钟；指按肝俞、肾俞穴各 1～2 分钟；横擦腰骶部，以透热为度。

方义：印堂、阳白、太阳、睛明、鱼腰、承泣、四白、瞳子谬、丝竹空为局部选穴，可疏通眼部经络。养老为保健穴，有养血明目作用。光明为足少阳经的络穴，可养肝明目。拿风池可疏导头面气血，加强眼区穴位的疏通经络作用。指按肝俞、肾俞，横擦腰骶部，可疏肝利胆、清头明目、补肾壮阳。

加减：夜寐多梦者，加按神门、三阴交。

【注意事项】

（1）在近视期间，应注意用眼卫生，尽可能不看电视、不玩游戏机，切不可在暗淡的光线下看书，要注意书写姿势和眼与书本的距离，以免眼肌过度疲劳，影响疗效。

（2）注意营养，养成良好的饮食习惯。应食用五谷杂粮，荤素搭配，多吃青菜，不要偏食。平时可适当进食猪肝、羊肝，少吃辛辣油腻食品，有助于眼睛的保护，适当控制甜食的摄入量，有利于预防近视。

（3）加强体育锻炼，坚持做眼保健操。

【按语】

推拿治疗近视疗效显著，尤以假性近视为佳。年龄越小，治愈率愈高，12岁以下患者尤其显著。

第二十二节　小儿脑性瘫痪

【病证概述】

小儿脑性瘫痪，俗称脑瘫，是指小儿因大脑发育不全而致的临床综合征。其临床表现以神志和肢体的运动障碍为特征，二者可兼而有之，或以某一方面障碍为主。轻者外表如同常人，但记忆、反应或学习成绩比同龄儿童差，或肢体运动不协调，运动不能自控或某一肢体萎软，不堪重负等。重者或痴呆，或瘫痪，或二便失禁，给患儿、家庭和社会带来负担。根据临床经验总结，该病宜早发现、早治疗、早训练，常能减轻或治愈该疾。该病属中医"五迟""五软""萎证"的范畴，临床可互参。

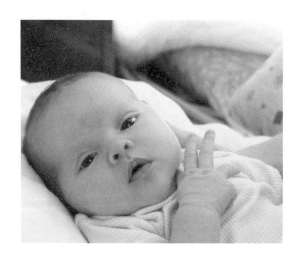

【病因病机】

小儿脑瘫的病因复杂，一般将致病因素归纳为出生前、围生期、出生后三类。

（1）出生前：主要有胚胎脑发育不全，孕母早期严重营养缺乏、创伤、感染、出血、缺氧、妊娠高血压综合征、糖尿病等。

（2）围生期：主要有胎膜早破、羊水堵塞、脐带绕颈等所致窒息，或核黄疸、早产、产程过长、产钳所伤、低出生体重儿等。

（3）出生后：主要有新生儿时期各种重症感染、窒息、外伤等。

【辨证】

临床表现有以肝肾（筋骨）不足，脾胃（气血，肌肉）不足和以痰瘀交阻、经络闭塞为特征之不同。其中肝肾、脾胃不足属虚，痰瘀为患属实，但虚实两类不能截然分开，常常虚中夹实、实中有虚，而从本病病程长、起病缓、难以根治来看，则以虚为主。现就三型证候的临床表现分述如下：

（一）肝肾不足

发育迟缓、五迟（坐、行、发、齿、语）为主，或龟背、鸡胸、精神呆滞，面色无华、动作无力、不协调、舌淡、苔薄弦、指纹淡。

（二）脾胃不足

形体瘦削，五软（头颈、口、手、足、肌肉）为主，神情呆滞、智力迟钝、面色苍白、神疲乏力、肌肉松弛、运动无力或瘫痪、唇淡、舌淡、脉沉细无力、指纹淡。

（三）痰瘀交阻、经脉壅滞

神志呆滞、五鞭（颈项、手、足、腰、肌肉强硬挛急）为主，失语、肢麻、动作不协调或不能完成动作、舌淡有瘀点、苔黄、脉滑或涩。其中五迟、五软、五鞭为传统病名，但古人用于临床，每项不必齐备，但见一、二证即是。

【推拿治疗】

（1）治疗原则：通经活血，荣筋养肌。

（2）操作：

1）头颈部：患儿取仰卧位，按揉印堂、开天门各10次；揉上星、神庭、百会、四神聪、攒竹、太阳、鱼腰、四白、颧髎、地仓、承浆、廉泉、耳前三穴（耳门、听宫、听会）、风池，每个穴位操作 10 次；抹双柳（双手拇指腹交替缓推，从攒竹、鱼腰、丝竹空至太阳）10 次；按揉胸锁乳突肌及颈后肌群 1 ~ 2 分钟，手法由轻到重循序渐进。对于斜颈明显者可加做坐位：一手扶住患侧肩部，一手扶住头顶部，使头部向健侧肩部倾斜，牵拉患侧胸锁乳突肌，反复操作 10 次。

2）腰背部：患儿取俯卧位，循督脉及膀胱经走向施以按揉法、弹拨法为主，配合摩法。点按督脉及两侧膀胱经各穴，重点点按肝俞、脾俞、肾俞穴。最后施以捏脊法，自下而上，拇、示指前移捏起脊柱两侧皮肤，自尾椎两旁双手交替向前，推动至大椎两旁，强刺激 5 ~ 10 遍。

3）上肢部：患儿取仰卧位或侧卧位，肩外旋、伸肘、掌旋前位。采用拿捏法、滚揉法在肩胛周围施术，配合肩前屈、后伸、外展等被动运动。按揉肱二头肌及前臂肌群，然后用四指拿法从肩部拿捏至腕部，充分刺激肱二头肌、肱三头肌及前臂各肌群。双掌对搓，循手三阳、三阴经走向放松各肌群。对手指关节采用捻法，对五指进行被动屈伸运动。点按肩髃、曲池、手三里、合谷等穴位。对拇指内收、握拳不放的患儿，可点按合谷、后溪穴，拔伸手指，点按八邪穴。时间 5 分钟左右。

4）下肢部：患儿取仰卧位，采用按揉法，充分刺激股四头肌、内收肌群。由轻到重，并配合运动关节类手法，进行髋关节外展外旋运动，充分按揉后牵拉以扩大股角，持续 3 分钟左右。患儿取俯卧位。充分按揉股二头肌、小腿三头肌群，并配合点按环跳、委中、承山、昆仑、太溪，被动伸髋屈膝动作，持续 2 ~ 3 分钟；固定膝关节，被动牵拉并过度背曲足部，以牵拉跟腱保持 1 ~ 2 分钟。

（3）辨证治疗：

1）肝肾阴虚型：推补肾水 10 分钟，揉小天心 5 分钟，推上三关 4 分钟，揉二人上马 5 分钟，逆运内八卦 2 分钟，推四横纹 4 分钟，推清天河水 1 分钟。

2）脾虚痰阻型：补脾经 300 次，揉外劳宫 100 次，推三关 100 次，揉脐 100 次，摩腹 2 分钟，按揉足三里 50 次，按揉脾俞 100 次，按揉胃俞 100 次，按揉大肠俞 100 次，捏脊 10 遍。

（4）方义：推、拿、揉、按患肢局部及有关穴位，能疏通经络，行气活血，改善局部血液循环，使经脉肌肉得其濡养，助长肌肉恢复，缓解筋脉拘缩。配合摇法等被动活动，可改善关节活动功能，矫正畸形。

推补肾水，强筋健骨，使肢体活动有力；揉小天心，疏通经络；揉二人上马穴，以助肾阳；逆运内八卦，推四横纹，和中健胃，以后天补先天；推清天河水，清利肝经湿热。

补脾经、推三关、揉外劳宫能健脾益气、温阳散寒；揉脐、摩腹、按揉足三里、捏脊能健脾和胃、理气调中；按揉脾俞、胃俞、大肠俞能健脾胃、理肠道。

【注意事项】

（1）脑瘫患儿由于体质较弱，容易感染疾病而影响功能的康复，因此合理饮食、注意营养十分重要。

（2）鼓励患儿进行能力所及的活动以及加强智力培训，积极进行功能锻炼，避免因伤残而产生自卑、怪癖、孤独的异常心理状态。

【按语】

在治疗上，要立足于早治疗和长期治疗，早治疗包括及早发现该病，及早进行治疗。一般而言，年龄愈小，疗效愈佳，一旦年龄已大，肌肉已完全萎缩，再行治疗，实难根治。长期治疗指该病较为久顽，必须坚持长期治疗一段时间，少则月余，长则经年，坚持不懈，方有效果。

第二十三节　小儿癫痫

【病证概述】

癫痫即小儿痫证，俗称"母猪风"或"羊儿风"，是一种发作性神志异常疾病，具有突然性、短暂性、反复发作等特点。其发作时表现为：突然昏仆，口吐涎沫，两目上视，四肢抽搐或发出类猪羊鸣叫，醒后神清如常人。现代医学认为该病的病理基础为大脑灰质神经元异常放电，但病因至今未完全明了，因此根治较难。

【病因病机】

发病之因多与先天有关，如儿在胎中，母受惊恐，或其母因高热惊风，或生产不顺，颅脑受损，均可影响胎儿神识，致脑海不足，气痰交阻，清窍被蒙而发此症。后天多因颅脑外伤，瘀血停蓄，经脉闭阻，心神壅滞而迷乱所致；也可因急慢惊风失治误治，痰浊，邪气内陷心包，蒙蔽心窍所致。

总之，痫症的病因多与痰瘀有关，病机总为窍道闭塞，病位责之心、肝。初为实证，日久可累及脾肾而成虚证。

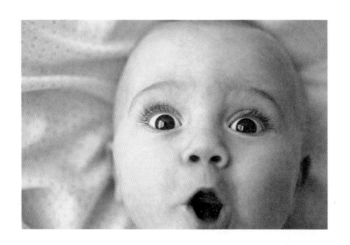

【辨证论治】

发作前常有先兆症状，如头昏、唇颤、目滞、或胸闷不舒，神疲乏力等。一旦发作，临床症状各异。有据病因病性而分为：惊痫、痰痫、瘀血痫、虚损痫的；也有据藏府分为心肝脾肺肾五藏痫的。现根据癫痫的临床过程将其分为发作期和间隙期辨治。

（一）发作期

主证：时间较短，有典型的癫痫临床表现或短暂的意识丧失。部分患者可呈连续状态，意识久不恢复。常有吐涎沫，喉间痰鸣，手足抽动等。

治疗原则：涤痰开窍。

处方：掐人中5次，点百会30次，拿丰隆、承山3～5次，掐揉五指节30～50次，揉小天心300～500次，掐老龙3～5次。

方义：发作之时，神迷心乱，宜急行抢救，开窍醒神，用穴宜少，手法宜重，如掐人中，点百会，掐揉五指节，掐老龙等是救急复苏之法；拿丰隆、承山既可止抽搐、定惊痫，又长于化痰涎，揉小天心则通经络，涤痰镇惊。该方能缩短发作时间，减轻发作症状。

（二）间隙期

主证：间隙期可长可短，可无任何症状，或见身体瘦弱、精神疲惫、健忘、易烦、食少、脉弱、指纹青淡等。

治疗原则：安神定志，逐痰祛瘀。

处方：揉百会 50 ~ 100 次，摩囟门 3 分钟，运太阳 50 次，点四神聪 3 ~ 5 次，捏脊 3 ~ 5 遍，揉二马 100 ~ 300 次，揉肾顶 100 ~ 300 次，叩头 3 ~ 5 次，震脑门 3 ~ 5 次。

方义：百会、囟门、太阳、神聪、头、脑门均为头面要穴，用之安神定志、醒脑开窍；捏脊补脾化积，绝生痰之源；揉二马、肾顶补肾壮骨，强脑益智。但其操作应长期坚持，一般每日或隔日一次，持续数月或数年，确能减缓发作，减轻症状，增强体质和智力。

【注意事项】

（1）应注意保持心情舒畅，避免精神刺激等诱发因素。

（2）发作时应保护好舌头，若持续时间较长，应注意口腔卫生及痰液排出，保持呼吸道通畅，缺氧严重者应及时给氧，并进行及时的危救处理，以免延误治疗时机。

【按语】

目前已经观察到推拿头面以及颈部等能改变脑电的发放与波幅，并增大其延续时间，因此选择适当的穴位，配以适宜的手法治疗和预防癫痫发作应是可行的。

第二十四节　小儿遗尿

【病证概述】

"小便自出不禁者，谓之遗尿；睡中自出者，谓之尿床"（《幼幼集成》），二者证虽不同，但病机、治疗一致，故多相提并论。本病延治，可经年不愈，不仅困扰生活、身体，尤其因年长儿羞于见人，而影响心理健康。婴幼儿因神志未全，睡眠较多，且排尿习惯尚未养成；或偶因惊恐，而有遗尿或尿床，不属病态。

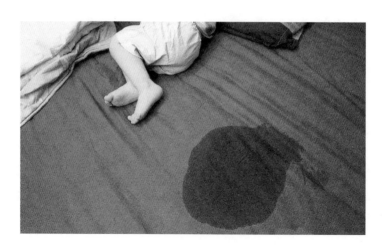

【病因病机】

（1）下元虚冷：儿童遗尿，多为先天肾气不足，下元虚冷所致。肾主闭藏，开窍于二阴，职司二便，与膀胱互为表里，如肾与膀胱之气俱虚，不能制约水道，可发生遗尿。

（2）脾肺气虚：由于各种疾病引起的脾肺虚损，气虚下陷，也可以出现遗尿。饮食入胃，经脾的运化散精，上归于肺，然后通调水道，下输膀胱，保持正常的排尿功能。肺为水之上源，属上焦，脾胃为中焦，脾肺气虚，则水道制约无权，因而发生遗尿。

（3）肝经郁热：肝主疏泄，肾主闭藏。肝经郁热，疏泄太过，使肾之水关开合约制失力，膀胱不藏而发生遗尿。

【辨证论治】

（一）肾阳不足

主证：小便常遗，出而不禁，或睡中尿床，年长儿醒后方觉；平素小便清长，四肢不温，形寒蜷卧，面色苍白，精神萎靡，或大便溏薄、完谷不化，唇舌淡白，苔白滑，指纹淡红。

治疗原则：温阳补肾，固摄缩泉。

处方：补肾经300次，推三关100次，揉外劳宫150次，揉丹田100次，按揉三阴交30次，按揉肾俞100次，擦热腰骶部，按揉百会50次。如小便清长者，加清小肠；腹痛明显者，加拿肚角。

方义：补肾经、按揉肾俞、揉丹田、擦腰骶部以温补肾气、壮命门之火、固涩下元；按揉百会、推三关、揉外劳宫温阳升提；按揉三阴交以通调水道。

（二）脾肺气虚

主证：小便常遗，出而不禁，或睡中尿床；平素尿频而量少，小便清白，神疲声低，面唇淡白，食少便溏，常自汗出，动则汗甚，易感冒，舌淡，苔白，脉虚，指纹淡。

治疗原则：补益脾肺，益气固摄。

处方：补脾经300次，补肺经300次，揉外劳宫50次，揉中极100次，按揉足三里100次，按揉膀胱俞100次，按揉百会50次。若症见肾阳虚者，加补肾经；烦躁不安者，加掐揉小天心。

方义：补脾经、补肺经、按揉足三里以补脾肺而益气；按揉百会、揉外劳宫温阳升提；揉中极、按揉膀胱俞以调膀胱气化、固涩水道。

（三）肝经湿热

主证：小便自遗或尿床，平素尿黄、短少、尿气热臭或屎浑浊，小便不爽，或因小腹、尿道胀痛、涩滞、灼热而啼哭，睡卧梦语，惊惕，烦躁不安，目赤红肿，面赤唇红，口干不饮，舌边红甚，苔黄腻，脉滑数，指纹紫滞。

治疗原则：清热利湿，泻肝止遗。

处方：清肝经300次，清心经100次，补脾经100次，揉二马100次，揉三阴交100次，揉涌泉100次。大便溏者，加补大肠、揉脾俞；食欲不振者，加运内八卦；自汗者，加揉肾俞。

方义：清肝经、清心经以清热除烦；揉二人上马、揉三阴交、揉涌泉以壮水制火、引热下行；补脾经以健脾扶正。

【注意事项】

（1）使儿童养成按时排尿的卫生习惯及安排合理的生活制度，不使其过度疲劳。

（2）已经发生遗尿者，要给予积极的治疗和适当的营养，并注意休息；临睡前2小时最好不要饮水；少吃或不吃流质类的食品。

（3）夜间入睡后，应定时叫其起床排尿，注意不能对患儿进行打骂和歧视。

【按语】

本病的诊断需排除器质性疾病，如隐性脊柱裂、尿道畸形等。男孩要检查有无包皮过长、尿道口炎，女孩外阴有无分泌物。医者应做好医者和患儿的精神心理调节工作，消除紧张情绪。

第二十五节　小儿小便不通

【病证概述】

婴儿初生，即当有小便排除。一般在出生三天以内，每天排尿 4 ~ 5 次。以后随增龄而增加。一般每昼夜可至 10 次左右。另小便的量次与天气和饮水有关。因此临床对于小儿小便不通的诊断主要应考虑：1、小儿小便较平时次数和量明显减少；2、小儿腹是否膨胀；3、小儿有否烦躁不安，怕小便或小便时疼痛等。只有综合分析，才能得出正确诊断。

本病是以排尿困难，甚则小便闭塞不通为主症，属于"癃闭"范畴。"癃"指小便不利，点滴而下，病势较缓；"闭"是指小便不通，点滴全无，病势较急。推拿对于该病的治疗确有良效，而且治之即时，不饮汤药，无副作用。

【病因病机】

小便由小肠泌别清浊，三焦水道转输，膀胱蓄藏气化所致。故排尿正常需赖小肠、三焦、膀胱功能正常为前提。而三府对小便的作用均需阳气，阳能化水、蒸水、排水。而肾为元阳之本，主前阴以制水道。故肾虚，元阳不固，气不化水是初生儿小便不通的常见病机。此外，小儿初生，若调护失宜，致外邪从下而入；或孕母受热，遗于胎儿，均可致膀胱、小肠、三焦热结，气机闭阻，气化不利而成小便不通。临床上，小儿禀赋弱，元气虚，易招邪气；邪热干之，壮火食气，元气更亏，每至恶性循环，甚或经久不愈，转成尿毒，应加以重视。

【辨证论治】

（一）元气虚弱

主证：小便困难，小腹坠胀，排解无力，神疲气怯，啼声低微，面色㿠白，唇舌色淡，指纹淡红。

治疗原则：培补元气、化气行水。

处方：补肾经 200 次，揉肾俞 300 次，摩关元、丹田 5 分钟，揉二人上马 100 次，推箕门 500 次，推三阴交 100 次。

方义：元气不足，宜补之固之，补肾经、揉肾俞乃培补要穴；关元、丹田位于腹部，摩之以聚阳气、启水道，能化气以行水；二人上马，利水要穴；箕门、三阴交位于下肢，推之可引水下行，而见小便。上述配穴补中有通，以补为主，肾得温，元气得培，阳动关启，小便自通。

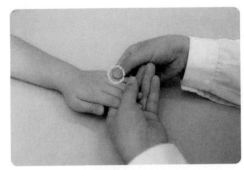

揉二人上马

（二）湿热下注

主证：小便不通，或点滴而下，小腹胀急拒按，小儿烦躁啼哭不安，面赤口臭，唇红舌红，指纹紫滞。

治疗原则：清热导赤，通淋止痛。

处方：清天河水 300 次，揉小天心 100 次，清小肠 300 次，揉二马 500 次，推下七节骨 50 次，推箕门 500 次。

方义：清天河水，清小肠能退热，分清别浊引热下行；揉小天心通经络，开闭塞；推下七节骨，推箕门泻热通淋，上述穴位均以清、泻为主，佐以揉二马，滋阴补肾，使泻热不伤阴，通淋不伤肾，且二马为通淋利水治标之要穴。合用亦攻补兼施，以攻见长，与肾元不足之治法恰相反。

此外，治小便不通，验方有用葱、肉桂末、田螺等捣烂外敷之记载，验之临床，对部分患儿有效，不妨一试。

另有小儿尿频，可参考本病辨治。尿频指小便次数明显增加，甚则每 10 分钟左右 1 次，每次小便量较少。一般而言，小便无痛，色清、余沥不尽属虚，可参考元气虚弱型。而小便时疼痛，色黄或赤，宜仿湿热下注治之。但尿频之病因病理常与肝之疏泄失常有关，故在此基础上多加平肝，擦腰骶与揉小天心。小儿尿频临床亦常见之，且推拿有良效，不可不知。

【注意事项】

小儿患者宜保持心情舒畅，不要紧张，起居生活要有规律，避免久坐少动，少食辛辣炙煿之品。

【按语】

推拿对膀胱充盈性的尿潴留具有明显效果，尤其适于年老体弱和小儿患者，而对真性无尿如尿毒症等，目前尚不能治疗。

第二十六节　小儿斜颈

【病证概述】

斜颈是指患儿颈部长时间向一侧倾斜，而不能自行回复，从而影响其身姿、美观与发育的一种病症。该病在临床并不少见，其发病一般呈渐进过程。在发病之初，刚见歪斜，患儿年龄又小，容易矫正，相反，一旦小儿长成，斜颈已久，则难于根治。因此，早发现、早治疗，有着十分重要的意义。

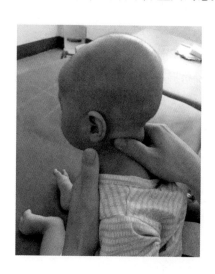

【病因病机】

（1）炎症性斜颈：可能是因小儿患急性扁桃体炎、颈淋巴结炎、腮腺炎之后，炎症沿淋巴管扩展到关节囊，产生滑膜炎，并使局部关节结构发生变异，韧带松弛，结果是颈椎的稳定性遭到破坏，而发生斜颈。

（2）骨与关节性斜颈：由于先天骨与关节畸形或后天发育障碍，尤其是脊柱的畸形，最易引起人体力学轴线的改变而发生斜颈。

（3）肌性斜颈：可能与胎儿在母体内的位置不正及出生时的产伤有关。致使出生后，胸锁乳突肌因缺血缺氧而纤维性挛缩并逐渐演变为完全被结缔组织所代替，因短缩牵拉一侧头部而致斜颈。

【辨证与诊断】

（1）明显的斜颈：表现为患儿头长时间向一侧倾斜，下颌转向健侧，强行旋搬则患儿疼痛与哭闹。日久可致两侧颜面不对称，甚至影响视力。

（2）检查：肌性斜颈一般在患侧胸锁乳突肌可触摸到明显的结节、硬块或条索状物。骨与关节性斜颈可见脊柱的歪斜或 X 片的异常。炎性斜颈先有明显的炎症病灶，后出现急性斜颈，在环枢椎两侧或一侧可摸到筋结。

【推拿治疗】

治疗原则：整复斜颈。

基本操作：（1）升降平衡法：以拇指指腹在患侧由缺盆向上揉按至风池，再取健侧由风池下揉至缺盆为一遍。连续操作20遍左右。（2）增长法：取患侧胸锁乳突肌，行左右弹拨与上下拿捏各 5 ~ 10 次，并于肿块或挛缩处，重点拿揉，约 5 分钟。（3）正斜法：一手按住患肩，向下用力，另一手扶住患侧头部，尽力向健侧扳动，以患儿能忍受为度，每次可持续 1 ~ 5 分钟，连做 3 ~ 5 次。（4）拔伸旋转法：一手放于枕后，一手托其下颌，两手同时用力沿颈椎纵轴拔伸，在牵引的前提下，将下颌转向患侧。（5）常用穴位：翳风、缺盆、扶突、肩井等，每穴点揉约 1 分钟。（6）放松法：治疗结束时，一般采用局部摩法、揉法、震颤法及擦法等。

加减：

骨与关节畸形者，宜整复相应骨与关节，并配合捏脊、理脊法。

炎症所致者，宜在环枢椎旁按揉、推捋，并拿肩井，点曲池与合谷，下推天柱骨，并对颈进行拔伸与复位等。

视力代偿者，重在调节视力与治疗相应眼疾。常在眼眶周围取穴，如揉睛明、四白、太阳、鱼腰、丝竹空等，并以拇指轻压眼球，嘱患者主动转动眼球而得到按摩。

肌性斜颈，重在对胸锁乳突肌的牵拉与挛缩局部的拿捏。

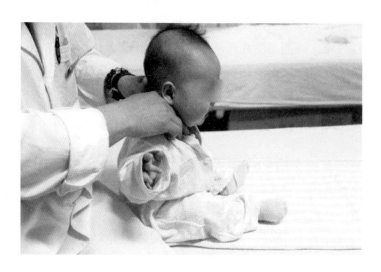

【注意事项】

（1）施术时，要求手法轻而不浮，重而不滞，力求做到刚柔合一，局部可用滑石粉做介质。

（2）拿捏时要有软硬劲，注意避开患儿的气管；牵拉旋转时宜轻柔，哭闹的孩子不要与之对抗。

【按语】

本病应早发现、早治疗，年龄越小，治疗效果越好，推拿对6个月以内患儿疗效良好。脸部畸形需3～5年逐渐消失，12岁以上患儿，畸形恢复困难，效果较差。

第二十七节　小儿髋关节半脱位

【病证概述】

小儿髋关节半脱位是指髋关节因过度外展、外旋，关节囊、关节内脂肪、股骨头韧带被挤压在股骨头与髋臼之间，股骨头暂时不能完全复位。本病又称小儿髋关节错缝、小儿髋关节扭伤、小儿髋关节一过性滑膜炎等，是小儿多发病。临床以髋关节短暂的急性疼痛、肿胀和渗出为主要特征，发病年龄 5 ~ 10 岁多见，2 ~ 5 岁次之，10 ~ 15 岁又次之，男性多见。此病发生后有些患儿可以自行恢复，多数患儿借助手法复位方可痊愈，否则，可继发股骨头无菌性坏死。所以要早期诊断，及时进行正确治疗。

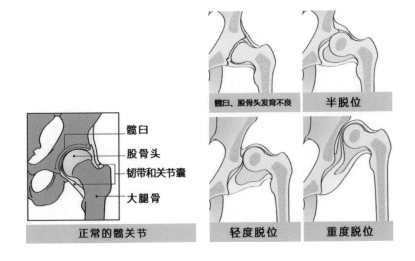

髋臼
股骨头
韧带和关节囊
大腿骨
正常的髋关节

髋臼、股骨头发育不良
半脱位
轻度脱位
重度脱位

【病因病机】

小儿髋关节容易扭伤是由小儿髋关节特殊的生理所决定的。同成人相比，小儿的股骨头发育不成熟，头颈比值较小，关节囊和周围韧带又很松弛，长骨的韧性也好。故小儿髋关节的活动度远较成人为大，在同等损伤外力的作用下，其扭伤的概率就比骨折和脱位高得多，这就是为什么成人多骨折或脱位而少有单纯伤筋的原因。

半脱位的发生主要见于小儿在髋关节过度外展、内收或屈曲位时，从高处坠下，外力在髋关节处成角，使股骨头的内或外侧的一部分被拉出来，急骤产生的腔内负压，将邻近处松弛的关节滑膜吸入关节间隙而阻碍股骨头完全复位。

【临床表现与诊断】

（1）明显的外伤史，尤以从高处坠下，脚内侧或外侧着地时常见。

（2）患儿髋部疼痛剧烈，哭闹不安，怕走路、检查与触摸。

（3）患儿行走困难或小心翼翼或跛行。

（4）若内侧扭伤，伤肢一般呈外展、外旋位，于腹股沟处压痛明显，且有伤肢"长"于健肢之感。若外侧扭伤，则伤肢呈内收、内旋位，压痛点在大转子后侧，伤肢有"短"于健肢的畸形。

本病易与髋关节滑囊炎相混淆，应注意鉴别。滑囊炎亦可由外伤引起，症状同半脱位差不多，但有相应滑囊处的压痛，如髂耻滑囊炎于腹股沟韧带中点下2cm 左右有压痛，臀大肌转子囊在大转子附近有压痛，坐骨结节滑囊炎在坐骨结节处压痛明显。此外，滑囊炎可因滑囊内的渗出与水肿，而使局部肿胀，甚至扪之有波动感。它虽可由外伤引起，但暴力可以很小，亦有因外感、热病、下肢过度（长时间）活动而致者，均与半脱位不同。

髋关节是联结躯干与下肢的重要结构，髋关节的各种损伤最易影响行走和站立，处置不当，或加重病情，或耽误时间，甚至遗终身之患。因此，对小儿的髋关节病变决不能掉以轻心，应常规作 X 片检查，以排除骨折、脱位及某些骨病等。

【推拿治疗】

治疗原则：解除嵌顿，正平骨盆。

治疗方法：

（一）整复异位法

1.患儿仰卧，医者立于伤侧，一手虎口按压腹股沟，另一手握其踝上，在患儿屈膝位时摇晃与反方向牵拉各6～7次。2.在保持牵引的前提下（约1～2分钟），极度屈曲伤髋，使膝近胸，跟近臀，原握踝上之手上移至膝，整个前臂垂直向下节奏性按压小腿约3～5次。3.另一手拇指顶住坐骨节后下方，在垂直按压的同时用力向上推按。4.缓缓伸直下肢。

（二）活络解痉法

复位后，在臀部、腹股沟及髋关节周围用摩法、滚法、揉法、拿捏法等放松约 5 ~ 10 分钟。

（三）点穴镇痛法

常取环跳、风市、承扶、髀关、五里、阳陵泉等穴，每穴点按约 1 分钟。

（四）收功法

双手挟持大腿内外侧，自上而下搓捋 3 ~ 5 遍。

【注意事项】

（1）对患儿髋关节半脱位，应尽早复位，解除肌肉痉挛，避免不良后果发生。

（2）复位后卧床休息 2 ~ 3 日，停止一切活动，以免复发。

（3）对损伤时间较长或平时就有髋关节疼痛者，应先拍 X 线片检查，在排除髋关节结核等其他疾病后，方可采用手法治疗。

【按语】

推拿治疗本病，通过手法、活动可使髋关节松解，然后整复错缝关节。手法务必轻柔，整复后卧床休息对周围组织炎症修复十分重要。下肢皮肤牵引也是治疗本病的一种较好方法，可临证选用。

第二十八节　小儿桡骨小头半脱位

【病证概述】

小儿桡骨头半脱位又称"牵拉肘"，俗称"肘错环""肘脱环"，是指在前臂受牵拉外力的作用下，桡骨头自环状韧带撕裂处脱出，环状韧带嵌顿在肱桡关节间，造成肘部疼痛、关节活动障碍的病症。本病是临床上小儿最常见的脱位，常发生于 5 岁以内的小儿，尤以 3 岁以内的小儿多见。本病与一般关节脱位不同，仅是桡骨头略离开正常解剖位置，无严重的软组织损伤，因此复位比较容易。推拿以其特有的理筋整复作用对其治疗，能立竿见影，手到位复，具有明显的优势，因而成了首选方法之一。

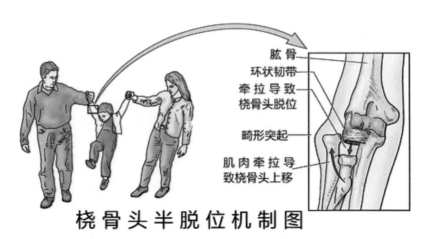

桡骨头半脱位机制图

【病因病机】

  5岁以前，幼儿桡骨头发育尚不完全，头颈直径几乎相等，环状韧带比较松弛，韧带远侧缘附着桡骨颈骨膜处部分较薄弱，桡骨头矢状面直径大于冠状面直径，当幼儿在肘关节伸直位时，如穿衣、行走欲跌倒时，腕部被成年人握住，由于肘部突然受牵拉力，肱桡关节（肱骨头与桡骨头关节凹所形成的关节）发生轻度分离，桡骨头自环状韧带的撕裂处脱出，环状韧带嵌在肱桡关节间，形成桡骨头半脱位。本病一次发生，可多次复发。5岁以后，由于环状韧带渐渐增厚加强，不再发生。

【临床表现与诊断】

  （1）有牵拉受伤史。

  （2）患儿突然哭闹不安，患手蜷缩不动，不能持物，怕触摸。

  （3）肘关节多呈半屈曲位，前臂处于旋前位，且不能上举（部分患儿在肩以下水平可活动）。

  （4）肘关节大多无肿胀。

  （5）桡骨小头处压痛明显。

【推拿治疗】

  体位：脱掉外套，家长抱坐，医者立于患儿对面。

  操作：医者一手从患手外侧向上托住并固定肘部，拇指按压桡骨小头，另一手握持患腕，在用力拔伸的同时，将患手前臂旋后，并就势而搭同侧肩。两手操作要协调，如拧毛巾状。

复位标志：在复位过程中，指下常有嵌顿解脱感或听到复位声。患手立刻活动自如，能上举，疼痛消失，小儿停止哭闹。

【注意事项】

（1）复位后，用颈腕吊带悬挂于屈肘位 2～3 日。

（2）在为患儿穿脱衣服时应避免用力牵拉患肢，以防止形成习惯性脱位。

（3）适当作肘部热敷。

【按语】

手法整复桡骨头半脱位常可取得立竿见影的效果，需注意防止习惯性脱位形成。

第二十九节　小儿产伤麻痹

【病证概述】

因为生产原因，如产程过长、胎位异常、接生不当等导致小儿神经损伤，称产伤麻痹或产瘫。随着产前检查制度的建立，新法接生的推广，以及医护的高度重视，产伤麻痹在临床越来越少见，但仍是引起新生儿死亡及远期致残原因之一，尤其是在基层单位。在产伤麻痹中，最多见的是臂麻痹，其次为面神经麻痹和坐骨神经麻痹。

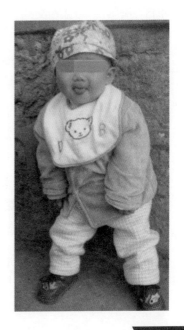

臂麻痹：上臂麻痹是由于第 5、6 颈神经损伤所致，表现为患肢下垂，肩外展受限，肘部微屈和前臂旋前，可见肩袖肌及三角肌的萎缩。前臂麻痹由于第 8 颈神经与第 1 胸神经损伤所致，表现为手指的屈肌和手部的伸肌受累，因而手指伸屈功能差，

可见大小鱼际肌的萎缩；全臂麻痹由于臂丛神经损伤所致，表现为患肢下垂，肩部功能障碍，前臂桡侧感觉消失。面神经麻痹：口眼歪向健侧，患侧眼睑不能闭合，鼻唇沟变浅，由于健侧面部运动正常，因此在哭闹时，歪斜更明显。坐骨神经麻痹：下肢萎软，不能站立，肌肉萎缩，或下肢跛行，或出现髋关节的半脱位。

【病因病机】

常常因为生产时，助产人员过度牵拉婴儿或因胎位不正、滞产或难产，婴儿遭受产钳挟持，引起神经过度牵拉、扭转或撕裂等损伤，并形成无菌性炎症所致。有臀位或肩娩出困难等难产史，或出生时被过度牵拉史，或生产过程中的其他损伤史；局部受伤的出血与肿胀；神经损伤后，相应神经支配区域的肌肉萎缩，功能减退或丧失，日久出现畸形。

【推拿治疗】

（一）适用范围：

产伤麻痹损伤按程度分类，一般分为5度。

1度：创伤部位的神经功能暂时障碍，发生一过性的运动麻痹。神经解剖结构无变化。

2度：神经轴索发生断裂，神经内管及神经干其他结构均正常。损伤神经分布区的运动、感觉和交感神经功能丧失。

3度：束内神经轴索和神经内管均发生断裂，但神经束连续性完整。

4度：神经束结构严重被破坏，外膜也受损伤，但神经干连续性仍存在。

5度：神经干完全断裂，断端纤维化形成神经瘤。

1、2度神经损伤及部分3度损伤患儿运用推拿可完全已病。

（二）治疗原则：养血益气，强筋壮骨，通经活络。

（三）处方

1、基本方：双凤展翅3～5遍，掐揉小天心300～500次，揉外劳300～500次，拿阴、阳陵泉100次，扣拨委中5次，凤凰展翅30次，推天柱骨300次，捏脊3～5遍。

2、加减：臂麻痹以颈、臂为治疗重点，行拿捏法、揉按法、运动患肢法等，最后用擦法，令透热为度；面神经麻痹以面部揉按法及点穴为主，常用穴如阳白、太阳、迎香、下关、颊车、人中等，并采用平衡肌力法治之，具体操作见下表：

要点	泻健侧	补患侧
手法力度	重	轻
作用时间	短	长
方向	从上至下、从外至内	从下至上、从内至外
意义	缓解肌痉挛、增长肌纤维、促使复原。	增强肌力、促进神经功能恢复。

坐骨神经麻痹加强下肢滚法、揉法、拿捏法、拔伸及摇法等。

【注意事项】

（1）早发现、早治疗是康复的关键。

（2）保守治疗 1 个月无效，应考虑手术治疗。目前认为，其最佳手术时间是伤后 1 个月。

（3）推拿完毕之后，应将患肢固定于功能位。

【按语】

产伤麻痹一定有生产时的受伤史，属后天损伤，与小儿先天发育不全或脑性瘫痪有别。而小儿体属纯阳，生长发育迅速，神经修复能力较强，早发现并及时治疗产伤麻痹，常有奇效，对此，临床应加以重视。

第三十节　小儿脊柱侧弯

【病证概述】

正常的小儿脊柱无侧方弯曲，如有侧弯即为病理性改变。多数病例致病原因不明，称为原发性脊柱侧弯，少数病例可由先天畸形（如半椎体、楔形椎体或椎弓发育不良等）、神经麻痹、胸部病变、脊柱感染及肿瘤等引起，也可因小儿长期读书写字时不良姿势，或长期单肩背书包及重物等引起。

本病的发病率女孩多于男孩，脊柱侧弯多发生在胸腰段或腰骶段。侧弯出现早，发展快，一般 3 ~ 4 岁的患儿就可有较明显的畸形，多数在 10 岁方才被发现。

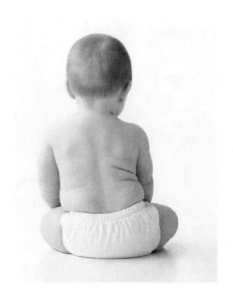

【诊断要点】

依据临床症状和脊柱 X 线检查即可对本病作出诊断。

（1）临床症状：轻度脊柱侧弯者不引起任何自觉症状。较明显的患儿，可发现两侧肩胛骨高低不一致，或体态畸形。严重畸形则可引起内脏功能紊乱，如心、肺发育不良，肺活量低，活动时常感气促、心悸、胸闷等。体格检查可发现脊柱侧弯，呈"S"形，背部的一侧呈局限性隆起。

（2）X 线检查：脊柱呈"S"形，中间称原发性侧弯，其弯度最大，在其上、下方可见相对较小的反向的代偿性侧弯。原发性侧弯部椎间隙左右不等宽，椎体向凹侧倾斜及向凸侧移位，脊柱有不同程度旋转，晚期出现骨性关节炎改变。

【推拿治疗】

（1）治疗原则：舒筋通络，矫正畸形。

（2）操作：

1）患儿取俯卧位，医者位于其一侧。先从颈部风池穴起沿两侧椎旁肌，经胸段至腰骶段用指揉法，如此上下往返 2～3 分钟，拿风池、拿颈项肌，继而以掌根按揉竖脊肌，以胸、腰段为主，特别是背部隆起部分，其掌根按揉时力量浮在浅表者无效，一定要深沉达至骶棘肌的深部。按揉的幅度要小，上下移动要慢，约 5 分钟，再作骶棘肌的弹拨法，再以双手拇指重叠压按脊柱自胸段至腰段。

2）结合脊柱 X 线，作侧弯矫正法。一手拇指置于偏弯棘突的一侧作向对侧推挤的准备，另一手托住肩前作向后伸展运动，双手同时相对用力共同完成此法（类同于强直性脊柱炎推拿治疗中单侧挺胸伸脊法），以原发性侧突处为矫治重点部位。最后以擦骶棘肌结束此法的治疗。

3）患儿取坐位，医者立于其后。先拿风池、拿肩井、按背部骶棘肌自上而下往返 1～2 分钟；以双手托起患儿双肘做挺胸伸背被动运动并嘱患儿缓慢深呼吸配合挺胸动作；再以膝关节抵住原发性侧突部位，双手将患儿双肘向后拉做被动挺胸运动；最后以拿肩井，自上而下拍背部、腰部 2～3 遍结束治疗。

（3）方义：推、拿、揉、按患肢局部及有关穴位，能疏通经络，行气活血，改善局部血运，使经脉肌肉得其濡养，助长肌肉恢复，缓解脊柱侧弯。配合被动活动，能改善关节活动功能，矫正畸形。

【注意事项】

（1）要做到早发现、早治疗。

（2）坚持平卧硬板床。

【按语】

有条件者可结合牵引治疗，可穿塑料或钢背心来延缓畸形的发展。推拿疗法仅适用于有代偿能力的脊柱侧弯患儿，对失代偿的脊柱侧弯患儿治疗无效。对畸形严重经保守治疗无效者，应考虑手术治疗。

第三十一节 小儿踝关节扭伤

【病证概述】

踝关节扭伤，是指踝关节周围的韧带、肌腱、关节囊等软组织损伤，主要指韧带损伤。祖国医学称为"踝缝伤筋"。临床上一般分为内翻扭伤和外翻扭伤两大类，以前者多见。

【病因病机】

本病的发生，多由于行走或跑步时路面不平或上下楼梯、走坡路不慎踏空，或骑车、踢球等运动中不慎跌倒，使足过度内翻或外翻产生踝部扭伤。因踝关节处于内翻跖屈位时活动度较大，稳定性较差，故扭伤多发生在前外侧距腓前韧带。轻者韧带掖伤或部分撕裂，重者韧带完全断裂。单纯内翻损伤时，则容易损伤外侧的跟腓韧带。若为直接外力打击，除韧带损伤外多合并骨折和脱位。中医认为，本病的发生是由于外伤等因素，使踝部的经脉受损，气血运行不畅，经络不通，气滞血瘀而致。

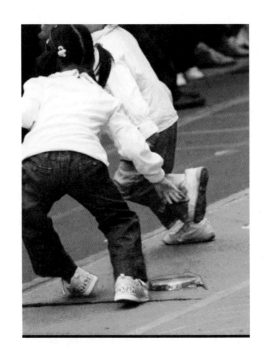

【诊断要点】

有急性扭伤病史，踝部肿胀、疼痛、功能障碍。轻者仅局部肿胀，重者整个关节均可肿胀，并有明显皮下瘀斑，皮肤呈青紫色，跛行步态，活动时疼痛加重。内翻损伤者，外踝前下方压痛明显，若将足做内翻动作则外踝前下方疼痛；外翻扭伤者，内踝前肿胀疼痛明显，压痛明显，做被动外翻动作时，疼痛加剧。

X线检查有助于排除骨折、脱位。若损伤严重者，可做强力内翻、外翻位的摄片，可见到距骨倾斜角度增大（正常足内翻时，距骨上关节与胫骨下关节面有

5 ~ 10 度的倾斜）。

【治疗】

治疗原则：活血化瘀，消肿止痛。

取穴：商丘、解溪、丘墟、太溪、昆仑、申脉、绝骨、承山、阳陵泉。

手法：按法、揉法、摩法、擦法等。

处方：以大鱼际着力，在踝关节周围进行轻柔缓和的揉摩 300 次。以拇指点揉商丘、解溪、丘墟、太溪、昆仑、申脉、绝骨、承山、阳陵泉，力量由轻到重，每穴操作 100 次。然后一手握住足部，另一手握住足跟部，拇指按在伤处，两手稍用力向下牵引，同时进行轻度内翻和外翻。再以拇指和其余四指相对用力，自踝向膝，反复搓揉 200 次，最后自踝向膝沿小腿外侧用擦法结束。

方义：揉摩点穴可疏经通络，活动关节可舒筋消肿止痛，擦法可活血化瘀。

【注意事项】

（1）在踝关节扭伤的急性期（一般为 24 ~ 48 小时），损伤局部手法要轻柔和缓，以免加重损伤性出血，同时不要热敷，治疗后对踝关节进行软固定，限制活动。

（2）在恢复期，手法适当加重，同时可以配合局部热敷，或活血通络之中药外洗，嘱患儿进行适当的功能活动，能收到比较满意的疗效。

【按语】

踝关节是人体四肢关节中活动最多、负重最大的一个关节，其周围有强壮的韧带保护，而由于外侧副韧带比内侧副韧带薄弱，且关节内翻活动多于外翻，所以临床以外侧副韧带损伤多见。推拿治疗踝关节扭伤有较好的疗效，但需排除骨折、脱位和韧带完全断裂。

第三十二节 小儿髋关节扭伤

【病证概述】

小儿髋关节扭伤，又称外伤性髋关节炎、髋关节一过性滑膜炎、外伤性髋关节炎等，是 6 岁至 12 岁儿童常见病征。髋关节周围的肌肉和韧带比较坚实稳固，伤筋的发生率较低，但小儿肌肉发育尚未成熟，韧带和关节囊亦比较松弛，因此，小儿髋关节扭伤的概率较成人为高。

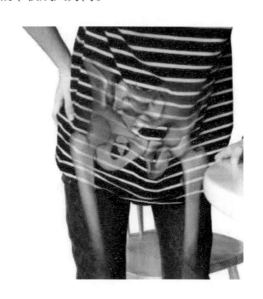

【病因病机】

本病多由于外伤引起，儿童时期髋关节活动幅度比成人大，当摔跤或由高处坠下时，髋关节过度外展、内收、屈曲等，均可造成髋关节的损伤。髋关节过度外展时股骨头从髋关节内被拉出一部分，由于关节腔内的负压作用，可将髋关节内侧松弛的关节滑膜吸收入关节间隙，当股骨头恢复原位时部分滑膜被嵌顿于关节间隙，股骨头不能完全恢复原来位置，而引起关节疼痛，活动受限。

【诊断要点】

患儿大多有蹦高、跳下、滑倒等外伤史，但一般患儿不能正确叙述病史。患儿下肢略呈外展、外旋状，步态缓慢，体斜跛行，若快走时，则脚尖趾着地，身体晃动，跛行更加明显。主动或被动内收，外旋髋关节疼痛加剧，直立体位对比：双下肢呈假性变长，骨盆向患侧倾斜。

【推拿治疗】

治疗原则：舒筋通络，理顺关节。

取穴：居髎、环跳、风市、阳陵泉、阿是。

手法：按法、揉法、摩法、摇法、弹拨法、伸屈。

操作：

（1）患儿仰卧，医者站于患侧，用一手虎口按压患侧腹股沟处，另一手握住小腿下端，将伤肢拉直环转 5 ~ 10 次，然后医者将患侧踝部握住，在拔伸牵引下，将患侧髋关节尽量屈曲，用力向下按压，另一手拇指顶住坐骨结节的后下方，用力向上推按，同时缓缓将伤肢伸直。

（2）医者用食、中、无名三指指面摩患侧腹股沟 2 ~ 3 分钟。

（3）用拇指按揉居髎、环跳、风市、阿是穴各 1 分钟。

（4）医者用双手掌面置于患腿内外侧，自上而下作相对搓动 3 ~ 5 遍。

【注意事项】

（1）髋关节扭伤后应注意适当休息，注意避免上楼、上坡的活动，禁止下地行走或站立，以避免患肢负重。

（2）不宜坐冷、硬板凳，局部应保暖，避免受寒。

【按语】

髋关节扭伤后，应用手法治疗可起到舒筋通络，活血化瘀，消肿止痛的作用，使局部疼痛缓解，无菌性炎症可消除，同时还可配合中药内服和外用。

第三十三节　小儿痄腮

【病证概述】

痄腮，是一种以发热、腮部肿胀疼痛为特征的急性传染病。因腮部漫肿，形如蛤蟆颈项，并具有传染性，故古人谓之"蛤蟆瘟"，西医名谓"流行性腮腺炎"。本病四季皆可发生，冬春易于流行，多见于五至九岁的儿童，半岁以内的婴儿很少发生。临床常见轻证和重证两种，一般预后良好，愈后可获终身免疫。年长儿可因邪传厥阴而致睾丸肿痛（并发睾丸炎），个别极重者可因邪陷心肝而致高热，昏迷、惊厥（并发脑膜炎）。

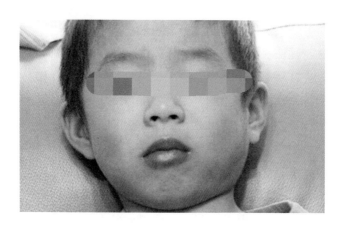

【病因病机】

轻证多因素体质壮，或感邪轻微，或疾病初起，外感风温邪毒从口鼻而入，外犯表卫肌腠，内滞少阳经脉。足少阳经脉过耳前，绕耳后，络于腮部，邪之所滞，与气血搏结，郁而不散，结于腮部所致。

重证多因体质瘦弱，或感邪较重，或病初失治，以致病邪入里，热毒炽盛，气血壅甚所致。

【辨证论治】

（一）轻证

主证：腮部一侧或两侧疼痛轻微，肿胀不甚，不红不热，咀嚼不便，吞咽不利；轻微发热恶寒，头身疼痛，或鼻塞流涕，咽红，舌红，苔薄白或薄黄，脉浮数，指纹紫。

治疗原则：疏风清热，消肿散结。

处方：拿风池、风府20～30次，上推大椎100～300次，揉耳后高骨100～300次，外运太阳100～200次，揉牙关、翳风100～300次，清肺金、肝木、天河水、分手阴（重）阳（轻）100～300次，泻内、外八卦100～200次，揉合谷100～200次。

方义：风池、风府、大椎、太阳为解表透邪的要穴，配以肺金、天河水共奏疏风清热，解表透邪之功；内外八卦最善疏理气机，合以肝木、分手阴阳共有清解少阳，疏理气机之效；而牙关，翳风、耳后高骨、合谷合用则有疏经活络，消肿散结之用。

（二）重证

主证:腮部漫肿坚硬，皮色发红，局部焮热，胀痛剧烈，拒按，咀嚼吞咽困难；身体壮热，头痛较甚，面赤唇红，口渴多饮，大便干结，小便短赤，舌红、苔黄，脉洪数，指纹紫滞。

治疗原则：清热解毒，凉血散结。

处方:揉耳后高骨、翳风、上推大椎 50 ~ 100 次，清肝木、心火、小肠、大肠、胃经、天河水 100 ~ 300 次，退六腑 100 ~ 200 次，水底捞明月 100 ~ 300 次，揉内劳 100 ~ 300 次，补肾水 100 ~ 200 次，泻内、外八卦 100 ~ 300 次，分手阴（重）阳（轻）100 ~ 300 次，揉合谷 100 ~ 200 次。

方义：重清天河水、肝木、心火、退六腑，水底捞明月，上推大椎，意在清热解毒，泻火凉血；补肾水，揉内劳，清胃经、小肠、大肠以期生津养液、利尿通腑；泻内外八卦，分手阴阳则行气降逆；揉耳后高骨、翳风、合谷消肿散结。

【注意事项】

（1）发现病人，及时隔离治疗，直至腮肿完全消退为止。

（2）接触过病人，可采用板蓝根冲剂冲服，或板蓝根 15 ~ 30 克水煎服连服 3 ~ 5 天。

（3）患儿发热期间应卧床休息，饮食应以清淡、流质或半流质为宜。应忌辛辣酸发物，避免吃煎炒食物。注意口腔卫生，多饮开水。

（4）外敷药物时要注意保护皮肤。药膏要调得滋润，同时不要涂得太多，以免使药膏干裂而增加疼痛，或使局部皮肤受伤，引起感染。

【按语】

病甚者，宜配合药物内服，并以鲜蒲公英捣烂，加青黛少许外敷。

第三十四节　百日咳

【病证概述】

百日咳，又名顿咳、天哮呛、鸡咳、鹭鸶咳、疫咳、时行顿呛等，因咳嗽阵发、停顿再咳，或喉间痰鸣、声如禽鸟，或具有传染性等而名。百日咳乃是小儿感受时行疫疠，而产生阵发性、痉挛性咳嗽的一种急性呼吸道传染病。好发于冬末春初，多见于一至五岁的小儿，年龄越小，病情越重，若无并发症，一般预后良好。如今普遍采用百日咳疫苗接种，发病率大大降低。

【病因病机】

中医学认为，本病主要由内蕴伏痰，感染时行疫邪，客于肺系所致。病理机制为邪郁肺卫，与伏痰搏结，阻遏气道，肺气上逆为患。病位在肺，常犯胃、伤肝。

现代医学认为本病因百日咳嗜血杆菌侵入所致。传染源为患儿，传播途径为飞沫散播，呼吸道吸入。发病最初两三周传染性最强，一般在 4 周后无传染性。患病后可获终身免疫。

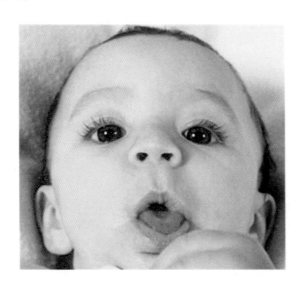

【辨证论治】

（一）初咳期

主证：可见咳嗽、发热、流涕、喷嚏等感冒症状；二、三天后，发热消退，但咳嗽渐剧，咳痰不易，咳声不畅，夜间尤甚。若痰黄黏稠，面赤唇红，舌红、苔黄、脉数，指纹紫滞，则属热证；而痰白清稀，面白唇淡，舌淡，苔薄白，脉紧，指纹红滞，则属寒证。

治疗原则：开宣肺卫，顺气化痰。

处方：外推坎宫 50 次，上推天门 50 次，逆运太阳 50 次，揉肺俞 50 次，推膻中 100 次，揉乳根、乳旁 20 次，清肺金 300 ~ 500 次，逆运内八卦 100 ~ 300 次，推四横纹 100 ~ 300 次。

方义：推坎宫、天门、逆运太阳以疏风散邪；清肺金，揉肺俞，推膻中而开宣肺卫；运八卦，推四横纹，揉乳根、乳旁则顺气化痰。证属热者，加清天河水，退六腑，揉耳后高骨，上推大椎以疏风清热；而证属寒者，加推三关，揉二扇门，黄蜂入洞，揉风池以疏风散寒。

加减：属热者，加清天河水退六腑，揉耳后高骨，上推大椎；属寒者，加推三关，揉二扇门，黄蜂入洞，揉风池。

（二）痉咳期

主证：以典型的痉挛性咳嗽（即顿咳）出现为标志，一般从发病第二周开始，本期病程长短不一，约三至六周，病甚者可达八至十二周。

咳嗽阵发，日轻夜重。发作时，咳声连连，声势剧烈，以致面红耳赤，涕泪汗流，颈脉怒张，握拳伸舌，弯腰曲背；喉中抽气，痰鸣如水鸡声；顿咳稍停，又复如前，反复不已，必待痰涎咳出，甚至与胃中饮食一起吐出，方可暂止。病甚者，可见目胞浮肿，眼眶青紫，或咳血、衄血、目珠郁血。舌红，苔黄腻，脉滑数，指纹紫滞。

婴幼儿无力咳痰，易致痰阻气道，呼吸不利而窒息。

治疗原则：清热化痰，利气止咳。

处方：下推膻中 100 次，揉乳根、乳旁、肺俞 20 ~ 50 次，清肺金、天河水 300 ~ 500 次，退六腑 200 次，揉内劳 100 ~ 200 次，逆运内八卦 100 ~ 300 次，推四横纹 100 ~ 300 次，水底捞明月 3 ~ 5 次，飞金走气 20 次，飞经走气 20 次，按弦走搓摩 10 ~ 20 次，拿丰隆 5 次。

方义：用清肺金，天河水，退六腑，揉内劳，水底捞明月，飞金走气清热泻火；以逆运内八卦，推四横纹，按弦走搓摩，飞经走气，下推膻中，揉乳根、乳旁，拿丰隆，揉肺俞宣降肺气，化痰止咳。

（三）恢复期

主证：痉咳缓解，发作次数渐少，间隔时间渐长，痉咳程度渐轻，直至完全不咳。此期咳嗽无力，痰少，声嘶，神怯气短，困倦乏力，口干多饮，食少纳呆，面白唇淡，舌红少苔或无苔，脉细弱，指纹淡。

治疗原则：益气养阴，补肺健中。

处方：揉肺俞 50 次，推膻中 100 次，揉乳旁 20 次，补肺金、脾土 100 ～ 300 次，清胃经 100 ～ 200 次，揉板门、内外劳宫 100 ～ 300 次，运内八卦 100 ～ 300 次，推四横纹 100 ～ 300 次，分手阴阳，推三关 300 ～ 500 次，天门入虎口 30 ～ 50 次，打马过天河 10 ～ 30 遍，猿猴摘果 5 ～ 10 遍。

方义：补肺金、脾土，清胃经，揉板门、内外劳宫，推三关，天门入虎口，打马过天河，意在益气养阴，补肺健中；运内八卦，推四横纹，猿猴摘果，推膻中、揉乳旁、肺俞以期调气、化痰、止咳；分手阴阳而和气血、调阴阳。

【注意事项】

（1）本病在推拿治疗同时，可配合中西药物治疗，效果更好。

（2）发现有百日咳患儿，应予立即隔离，隔离时间一般 4 ～ 7 周。隔离室要空气流通，日光充足。

（3）对易感儿童要加强营养、增强体质，在流行季节不去公共场所，注意戴口罩，并做好预防接种工作。

（4）百日咳流行期间，可每日用生大蒜和糖水口服 1 ～ 2 次，连服 5 ～ 7 天。

（5）患儿应有专人守护，阵咳时要抱起，轻轻拍背，不要紧抱，以防窒息。

【按语】

发现病人应立即作疫情报告，并立即对患者进行隔离和治疗，这是防止本病传播的关键，隔离自发病之日起 40 日或痉咳出现后 30 日。有本病接触史的易感儿童应予以隔离检疫 21 日，然后予以预防接种。

第三十五节　奶麻

【病证概述】

奶麻是婴幼儿时期一种急性出疹性疾病，以突然高热，3 日后体温骤降，同时出疹为特征，是婴儿常见的出疹性疾病，又称"假麻""烧疹子""婴儿玫瑰疹"。奶麻起病急骤，发热较高，持续不退，患儿一般情况良好，偶有轻微流涕、咳嗽、咽红、神情烦躁。持续发热 3 ~ 4 日，体温可骤然降至正常，热退时或热退数小时后全身出现玫瑰红色皮疹，以躯干为多，头面、颈部及四肢较少。皮疹发出后 1 ~ 2 日内消退，无脱屑及色素沉着。一年四季都可发病，多见于冬春两季，发病年龄多为 2 岁以下，尤以 1 岁以内婴儿发病率最高。因此时正值哺乳期，故称"奶麻"。患病后小儿可获得持久免疫力，很少两次发病。本病西医学称为幼儿急疹。

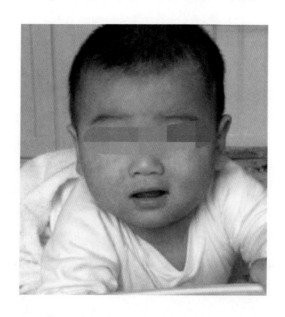

【病因病机】

奶麻的主要发病原因为感受麻毒时邪。麻毒时邪从口鼻吸入，侵犯肺脾。肺主皮毛，属表，开窍于鼻，司呼吸。毒邪犯肺，早期邪郁肺卫，宣发失司，临床表现为发热、咳嗽、喷嚏、流涕等，类似伤风感冒，此为初热期；脾主肌肉和四末，麻毒入于气分，正气与毒邪抗争，驱邪外泄，皮疹透发于全身，并达于四末，疹点出齐，此为见形期；疹透之后，毒随疹泄，麻疹逐渐收没，热去津伤，进入收没期。疹毒时邪，首袭肺胃，蕴于肌表。疹毒乃为风热时邪，故初期可见风热表证。疹毒内传肺脾与气血相搏，正气亢盛，托毒外泄，可见热退疹透。

奶麻以外透为顺，内传为逆。若正虚不能托邪外出，或因邪盛化火内陷，均可导致麻疹透发不顺，形成逆证。如麻毒内归，或它邪乘机袭肺，灼津炼液为痰，痰热壅盛，肺气闭郁，则形成邪毒闭肺证。麻毒循经上攻咽喉，疫毒壅阻，咽喉不利，而致邪毒攻喉证。若麻毒炽盛，内陷厥阴，蒙蔽心包，引动肝风，则可形成邪陷心肝证。少数患儿血分毒热炽盛，皮肤出现紫红色斑丘疹，融合成片。若患儿正气不足，麻毒内陷，正不胜邪，邪气外脱，可出现内闭外脱之险证。此外，麻毒结于阳明，可出现口疮、牙疳；迫血妄行，可导致鼻衄、吐血、便血等证。

【诊断要点】

（1）潜伏期大约 10 日，多见于 1 岁以内小儿。初起发热，流涕，咳嗽，两目畏光多泪，起病急，高热持续 3 ~ 4 日后热骤降而疹出。

（2）典型皮疹自耳后发际及颈部开始，自上而下，蔓延全身，最后达于手足心。皮疹为玫瑰红色斑丘疹，面部少，躯干多，可散在分布，或不同程度融合，一日内迅速出齐。疹退后无糠麸样脱屑和棕褐色色素沉着。颈部、枕后体表淋巴结可轻度肿大，但无压痛。

（3）实验室检查：血中白细胞总数、中性粒细胞减少，淋巴细胞相对增多。

幼儿急疹和麻疹不一样，它的最大特点是热退后周身迅速出现皮疹，并且皮疹很快消退，没有脱屑、没有色素沉着。这些婴儿在没有出现皮疹前也有发热，热度可以比较高，但是感冒症状并不明显，精神、食欲等尚可，咽喉可能有些红，颈部、枕部的淋巴结可以触到，但无触痛感，其他也没有什么症状和体征。及至体温将退或已退清时，全身出现玫瑰红色的皮疹时才恍然大悟，其实这时候急疹已近尾声。急疹对婴儿健康并没有什么影响，出过一次以后也不会再出。

【辨证论治】

奶麻的治疗原则，在治疗上因麻为阳毒，以透为顺，故以"麻不厌透""麻喜清凉"为指导原则。因为本病病原是麻毒时邪，治疗目的在于驱邪透达于外，故在麻毒未曾尽泄之前总以透疹为要。幼儿急疹预后良好，很少有并发症发生，无并发症时不必用抗生素。治疗主要为对症处理，高热时可适当用退热剂。

（一）邪在卫表

主证：突然发热，持续不退，汗出不畅，咽红烦躁，精神良好，舌苔薄白，脉浮数。

治疗原则：辛凉解表。

处方：捣小天心 5 次，揉小天心 100 次，清肝经、清肺经、清天河水各 100 次，揉阳池 100 次，退六腑 100 次。介质：白菊花浸水。

方义：捣小天心镇惊，揉小天心清热解表，清肺经宣肺清热，清肝经平肝泻火，清天河水清热泻火，退六腑清热解毒，揉阳池疏散风邪，诸穴共奏疏风清热、辛凉疏解作用。

（二）热退疹透

主证：身热已退，全身出现红色玫瑰色小疹，皮疹以躯干为多，纳呆食少，舌质红，苔薄黄，脉数。

治疗原则：清热解毒，凉血解毒。

处方：清心经、清板门、清天河水各 100 次，退六腑 100 次，揉二人上马 100 次，揉太溪 100 次，推下七节骨 100 次。

方义：本症疹毒已透，但余邪未尽，故用凉血解毒法。清心经能清热止汗；阳明乃多气多血之经，阳热内盛易于汗出，清板门能除阳明经热，而收止汗之功。天河水为清法代表穴位，卫、气、营热均可清之，三穴合用扬汤止沸而止汗。退六腑和推下七节骨为通府泄热之法，有釜底抽薪之功，上述配穴能使热去、府通、气下行而清热解毒，实属标本同治之良法。配揉肾经原穴太溪和滋阴要穴二人上马以滋水源，增阴以潜阳，凉血解毒。诸操作配伍以清余热。

【注意事项】

（1）隔离患儿，发现可疑患儿，应隔离观察 7 ~ 10 日。

（2）安静休息，保持室内空气清新流通，避免汗出当风，防止感冒。

（3）注意营养，饮食以清淡易消化流质为宜。

（4）发热期间应多饮开水，退热一般给予物理降温处理。

（5）高热时，为防止高热抽搐，可用冷毛巾敷头部，或用 25% 的酒精兑热水擦浴，尽量少用退热剂。

【按语】

奶麻在发病过程中，主要需判断证候的顺逆，以利于掌握证情及预后。顺证：身热不甚，常有微汗，神气清爽，咳嗽而不气促。3 ~ 4 日后开始出疹，先见于耳后发际，渐次延及头面、颈部，而后急速蔓延至胸背腹部、四肢，最后鼻准部及手心、足心均见疹点，疹点色泽红活、分布均匀，无其他合并证候。疹点均在一天内透发完毕，嗣后依次隐没回退，热退咳减，精神转佳，胃纳渐增，渐趋康复。若是已成逆证，治在祛邪安正。麻毒闭肺者，宜宣肺化痰解毒；热毒攻喉者，宜利咽下痰解毒；邪陷心肝者，宜平肝息风开窍；出现心阳虚衰之险证时，当急予温阳扶正固脱。

第三十六节　麻疹

【病证概述】

　　麻疹是由麻毒时邪所致，小儿常见的出疹性急性传染病，为古儿科四大证之一。以发热，遍身布发红色疹点为特征，因疹于隆起，状如麻粒而名。四季皆可发病，冬春为多，传染性强，好发于半岁至五岁的小儿，尤以半岁至两岁者最多；半岁以内，因先天性免疫力尚在，故很少感染；而五岁以上者，后天免疫力逐渐形成，故发病较少，年龄越大，发病率越低。如今因普遍进行了麻疹减毒活疫苗预防注射，发病率大大下降。患本病后，如能及时正确施治，精心护理，一般预后良好，并获终身免疫；反之，出现逆证、并发症则预后较差。

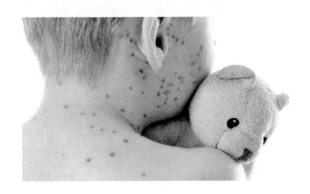

【病因病机】

　　麻疹时邪自口鼻而入。小儿肺藏娇嫩，脾胃不足，而肺开窍于鼻，脾开窍于口，故麻疹时邪主要侵犯肺脾二藏。肺主皮毛，麻毒犯肺，肺卫不利，故初起多见肺卫证候；脾主肌肉四肢，麻毒淫脾，外透肌肤，故疹发全身而达四肢手足心。显然，本病邪由外侵，由表入里，内犯肺脾，此乃一般顺证的病因病机。

　　倘若年龄幼小，或体虚正弱而邪毒亢盛；又护理失宜，再感他邪、饮食伤脾，或治疗失时、失误，以致正虚邪盛，或气机阻滞，麻毒难以外透，而出现种种逆证。甚则邪毒内陷，出现肺气内闭之喘急痰嗽（并发肺炎），火陷心肝之昏迷、抽风（并发脑炎脑膜炎），毒攻咽喉之喉肿声哑（并发急性喉炎）等等并发症。

【辨证论治】

一、顺证

（一）初热期

主证:始发热至疹出，三天左右。病起多见风热感冒证候，如发热，咳嗽，鼻塞，流涕，喷嚏，倦怠思睡，纳呆，舌红，苔薄白或微黄，脉浮数，指纹青紫；或见呕吐，大便溏泄，小便短赤。

本病本期的特征是:面红睑赤，泪水汪汪，耳尻皆冷，中指发凉，发热渐甚；第二至三天，可在口腔两颊黏膜，第二臼齿处，察见小白斑点，四周红晕围绕，此即西医所谓"麻疹黏膜斑"，又名"费一科氏白斑。"

治疗原则：清宣肺卫，辛凉透表。

处方:揉肺俞、耳后高骨、风池 100 ~ 300 次，上推大椎、天门 100 ~ 200 次，外推坎宫 30 ~ 50 次，逆运太阳 100 ~ 200 次，清肺金、板门、天河水 100 ~ 300 次，平运内八卦 100 ~ 200 次，推四横纹 100 ~ 300 次。

方义：清肺金、板门、天河水，平运内八卦，推四横纹，揉肺俞意在清宣肺卫；揉风池、耳后高骨，上推大椎、天门，外推坎宫，逆运太阳以期辛凉透表。

（二）出疹期

主证:疹点始出至透发出齐，三天左右。壮热不退，自汗，烦躁，咳嗽气粗，口干多饮，面赤唇红，舌红，苔黄，脉洪数，指纹紫。

疹出先从耳后发际，继而头面、颈项、胸背、腰腹、四肢，至手足心见疹，则为出齐；疹形细小如针尖，高出皮肤，摸之碍手，底无根盘，分布均匀，初起稀疏，逐渐稠密，融合成片；疹色红润，渐转暗红。疹出齐时，身热极盛，咳嗽加剧，烦渴更甚，或沉睡不食。

麻毒与气血相搏，正邪交争，正胜则毒透于外而为顺、邪胜则毒陷于内而为逆。是以，疹出者，乃麻毒自内向外，宣散之故。正邪交争剧烈，则身热越甚，而热则发散，麻毒随之外透，故麻疹非热不出；至疹出齐，则热达极盛舛日关证候亦随之加剧；而正气充盛、气血充足，则疹出有序，均匀红润。舌、脉、指纹皆为内热炽盛之象。

治疗原则：清热解毒，宣散透疹。

处方:揉肺俞，推脊柱 3 ~ 5 遍，上推大椎 100 ~ 200 次，清肺金、胃经、天河水 100 ~ 300 次，揉内劳、小天心 50 ~ 100 次，泻内外八卦 100 ~ 200 次，推四横纹100～300次，退六腑100～200次，揉二扇门、水底捞明月200～300次。

方义：用清天河水、退六腑、清胃经、揉内劳、水底捞明月、推脊柱清热解毒；以清肺金，揉二扇门、小天心、泻内外八卦、推四横纹，上推大椎，揉肺俞行气宣散，透疹达邪。

（三）疹没期

主证：疹子出齐至疹子收没，三天左右，按出疹顺序，依次渐没。热退身凉，精神日佳，食纳日增，咳嗽日轻；或见轻微干咳声嘶、口干多饮；舌红少津，少苔，脉细数，指纹淡红。

疹没后，皮屑脱落，细微如糠，皮留棕色痕迹，十天左右消失。

治疗原则：育阴生津，清解余热。

处方：补脾土、胃经、肺金、肾水100～300次，推四横纹100～200次，平运内八卦1～2分钟，分手阴（重）阳（轻）100～300次，揉板门、内劳、清天河水100～300次，退六腑100～300次，打马过天河100～300次。

方义：补脾土、胃经、肺金、肾水，揉板门、内劳、打马过天河，分手阴阳以养阴生津；清天河水，退六腑，则清解余热；平运内八卦，推四横纹而调畅气机。

麻疹收没后，少数出现麻后咳嗽（干咳、无痰，日轻夜重），麻后潮热（低热、潮热、盗汗）、麻后泻痢（下痢粘旋、里急后重）、麻后夜盲（夜无所见、目涩云翳）、麻后痧癞（痧疹瘙痒，抓破、结痂似癞）、麻后声嘶（声音嘶哑）等，均因阴津受伤，余邪内留所致，皆须养阴生津，清解余热，并参照相关病证论治。

二、逆证、并发症

主证：热至三日，疹子应出不出，或出而不畅，或疹色紫暗或淡白，或尚未出齐，突然隐没，或应没而不消，凡此种种皆为逆证。

或见壮热不退，咳嗽剧烈，息粗喘急，喉间痰鸣漉漉，甚则鼻煽胸高，口唇青紫（并发肺炎）；

或见壮热不退，烦躁不宁，神志不清，甚至神昏，两目窜视，四肢抽搐，呕吐剧烈；亦可见面色苍白，肢厥脉微，呼吸微弱（并发脑炎脑膜炎）；

或见咽喉赤肿，吞咽不利，声音嘶哑，甚则呼吸困难（并发急性喉炎）；

一般舌红，苔黄；脉洪数或伏，指纹多紫滞。

治疗原则：清热解毒，扶正托毒，行气透毒。

处方及方义：清天河水200～300次，退六腑100～300次，揉内劳100～200次，水底捞明月100～300次，打马过天河100～300次，清胃经100～300次，推脊椎 3～5 遍，以清热解毒，除正虚明显者外，各证均用。

补脾土、肺金、肾水 100～300 次，推三关 100～200 次，天门入虎口 100～200 次，以扶正托毒，用于正虚无力托毒外出者。

揉一窝风、二扇门、小天心 1～2 分钟，泻内、外八卦 100～300 次，推四横纹、耳后高骨、大椎 100～300 次，以行气开腠，助邪外透，各证均用。

重用清肺金，逆运内、外八卦，推四横纹；加用飞经走气，苍龙摆尾，推膻中，揉乳根、乳旁、肺俞，拿丰隆，以宣降肺气，化痰平喘止咳，用于毒内闭肺者。

重用清天河水，退六腑，揉内劳，水底捞明月；加用清肝木、心火，掐天庭、人中、精宁、威灵、十王、老龙、手背五指节，拿委中、承山、老虎吞食，补肾水，分手阴（重）阳（轻），以清肝泻心，镇惊熄风，开窍醒神，用于内陷心肝者，所掐各穴交替使用，以神醒风止为度。

重用补脾土、肺金、肾水，推三关；加用揉百会、外劳，补肾顶，顺运内八卦，内推四横纹，揉神阙、丹田，以补气固脱，回阳救逆，用于阳气欲脱者。

重用清肺金、胃经、天河水，退六腑，揉小天心、耳后高骨；加用飞金走气，掐合谷、少商；揉天突，以清利咽喉，消肿散结，用于毒攻咽喉者。

【注意事项】

（1）患儿应卧床休息，不得外出；注意保暖，避风寒；隔离间要定时通风。

（2）保持眼、鼻、耳、口腔的清洁，每天用淡盐温开水或硼酸水漱口和清洗眼、鼻、耳。

（3）发病期间忌食油腻、海鲜及辛发之物，应给予富有营养，易消化流质或半流质。

（4）麻疹流行时期，未患过麻疹的小儿应避免去公共场所或小儿比较集中的地方。

（5）注意冷暖调摄，防止感冒，加强体育锻炼，增强机体抵抗力。

【按语】

麻疹逆证、并发症，病多急暴险恶，手法宜重，时间宜长，并可参见相关病证论治外，必须采取针灸药物等综合措施，以救危急。

第三十七节　小儿痢疾

【病证概述】

痢疾，是以腹痛、里急后重、下痢脓血为主证的一种肠道传染病，古称肠澼、滞下、下痢等。前人根据大便性状，分为赤痢（血便为主）、白痢（脓便为主）、赤白痢（脓血相兼）；根据病因，分为寒痢、湿热痢、疫毒痢；根据病程，分为久痢（下痢日久）、休息痢（时痢时止）。本病所指包括了西医的细菌性痢疾、阿米巴痢疾；倘若发病急骤，伴高热、惊厥、神昏，则属于西医的中毒性菌痢疾，中医称之为疫毒痢。本病多流行于夏秋二季，以二至七岁的小儿发病较多。

【病因病机】

本病所生，暑热、湿热、寒湿、疫毒等外邪侵犯肠胃，是主要的病因；饮食生冷不洁，外邪随之入侵，是导致发病的主要途径；小儿脾常不足，肠胃脆薄，食积，生冷辛燥等伤脾胃，外邪更易泛滥为病，是发病的内在根据。而邪入胃肠，与气血相搏，气机壅滞，邪腐气血，乃是本病的基本病机。就具体而言：

外感暑热、湿热，邪毒内犯肠胃；若素嗜辛燥肥甘，湿热内酿者，更易为病。湿遏热蒸，与气血搏结，气血壅滞，腐败而发湿热痢。

外感寒湿邪毒，内干肠胃；若素食生冷，中阳困伤，寒湿内生者，更易为病。寒凝湿阻，气血瘀滞，邪毒瘀滞搏结，化为脓血，而发寒湿痢。

至于久痢、休息痢则多因素体正虚，或治不及时，或寒湿痢过用辛热，湿热痢过用苦寒，以致正气受伤，邪毒未尽，故下痢迁延，时发。

虚寒痢多因脾胃素弱，而寒湿邪甚，或湿热痢过用苦寒，或久痢阴损及阳，气伤及阳，以致中阳虚衰，脾胃虚寒而发。

疫毒痢最为凶险，多因时行疫毒，经口入腹，蕴伏肠胃，与气血搏结；毒热炽盛，伤络阻气，扰神动风所致。

本病由外邪疫毒内侵肠胃，气滞血腐所致，故在一般情况下，正虚不甚，邪实为主者，宜清热、化湿、散寒、解毒，兼以调气、行血、导滞；即使虚实夹杂，亦当扶正与逐邪并举；而切忌收涩，以免闭门留寇，日久不愈或变生他证。当然，倘若正虚欲脱（多见于中毒性菌痢），则当留人为务，救急为先，又不可拘泥。

【辨证论治】

（一）湿热痢

主证：腹痛窘迫（里急），年幼儿则曲腰啼哭，便时不爽（后重）、年长儿可诉肛门坠胀，下痢赤白脓血，量少而频，肛门红赤；壮热，口干不饮，舌红、苔黄腻，脉滑数，指纹紫滞。

治疗原则：清热化湿，行气通滞。

处方：清胃经、板门、小肠、大肠、天河水 100 ~ 300 次，退六腑 100 ~ 300 次，泻二人上马 100 ~ 300 次，推四横纹 100 ~ 200 次，平运内八卦 100 ~ 200 次，揉天枢、肚角 5 分钟、上下推七节 100 ~ 300 次。

方义：清胃经、板门、小肠、天河水，退六腑，泻二人上马以清热化湿；推四横纹、平运内八卦，清大肠，揉天枢、肚角，上下推七节，则理气、通滞、止痛。

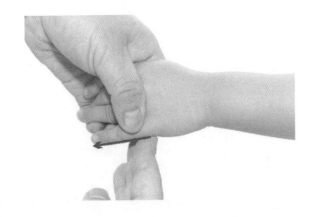

（二）寒湿痢

主证：痢下赤白粘冻，白多赤少，里急后重，腹痛不剧；神疲蜷卧，四肢欠温，腹胀食少，舌淡，苔白腻，脉沉缓，指纹红紫。

治疗原则：温化寒湿，理气通滞。

处方：补脾土 100 ~ 300 次，揉板门 100 ~ 300 次，推四横纹、大肠 100 ~ 200 次，平运内八卦 5 分钟，揉二人上马、外劳、一窝风、神阙、天枢、肚角 100 ~ 300 次，上下推七节 100 ~ 200 次。

方义：补脾土，揉板门、二人上马、外劳、一窝风、神阙以温中阳、化寒湿、促运化；推四横纹，平运内八卦，推大肠，揉天枢、肚角，上下推七节则理气，通滞、止痛。

（三）休息痢、久痢

主证：久痢不愈，或时痢时止，痢下赤白黏稠，量少，腹痛不著，里急后重较轻；心烦口干，午后潮热，手足心热，身体消瘦，小便短黄，面唇色红，舌干少苔，脉细数，指纹紫滞；或神倦懒动，声低气弱，面唇淡白，痢便难下，舌淡、苔白、脉弱，指纹淡红。

治疗原则：益气养阴，扶正祛邪。

处方及方义：补肾水 100 ~ 300 次，清胃经、板门、天河水 100 ~ 200 次，揉内劳 100 ~ 300 次，打马过天河 100 ~ 200 次，分手阴（重）阳（轻）100 ~ 300 次，揉涌泉 100 ~ 200 次，以养阴清热，用于阴虚内热者；

补脾土、板门、肺金 100 ~ 300 次，推三关 100 ~ 200 次，揉外劳 100 ~ 300 次，分手阴（轻）阳（重）100 ~ 300 次，以益气扶正，用于气虚者；

气阴两虚，则二组合用而益气养阴，并重分手阴阳，可加天门入虎口 100 ~ 300 次，调养气血；

推大肠、四横纹 100 ~ 300 次，平运内八卦 100 ~ 300 次，揉天枢、肚角 100 ~ 200 次，上下推七节 100 ~ 300 次，以理气、通滞、止痛，各证均可用。

（四）虚寒痢

主证：久痢不愈，下痢稀薄，混夹粘漩、白冻，甚至滑脱不禁，腹痛，里急后重轻微；神萎好卧，面色苍白，肢冷喜温，腹胀食少，或小便清长，舌淡，苔白，脉沉迟无力，或弱、指纹淡红。

治疗原则：温阳祛寒，扶正尽邪。

处方：补脾土、板门、肾水、内八卦、大肠、推三关、四横纹 100 ~ 300 次，揉二人上马、外劳、一窝风、神阙、关元、天枢、肚角、龟尾、百会 100 ~ 300 次，上推七节 100 ~ 200 次。

方义：补脾土、板门、肾水，推三关，揉外劳、一窝风、二人上马、神阙、关元以温阳祛寒、健中促运；推四横纹，补内八卦、大肠，揉天枢、肚角，上推七节以理气、导滞、止痛；如果滑脱不禁，重补大肠，上推七节，揉百会、龟尾以升阳举陷、涩肠固脱。

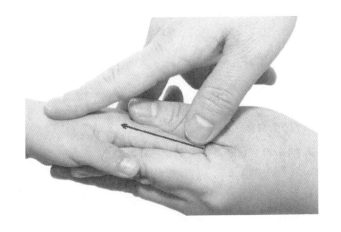

（五）疫毒痢

主证：发病急骤，来势凶猛，壮热不退，口渴多饮，狂躁不安，甚则神志昏迷，反复惊厥、抽搐、舌红、苔黄腻，脉洪数，指纹紫滞；或突然面色苍白或青灰，口唇青紫，四肢厥冷，昏迷，抽搐，呼吸困难，脉细弱。此类证候常出现于下痢之前，故易误诊。

腹痛剧烈，年幼儿因此啼哭不休，里急后重，下痢脓血、臭秽。

治疗原则：清热解毒，开闭固脱，开窍息风，导滞逐邪。

处方及方义：清天河水、胃经100～200次，退六腑100～300次，揉内劳100～300次，水底捞明月100～200次，打马过天河100～200次，揉涌泉100～200次，以清热解毒；

逆运内外八卦100～200次，推四横纹100～200次，揉小天心、二扇门50～100次，分手阴（重）阳（轻）100～300次，推脊柱100～300次，以行气活血，开闭散邪，用于邪实内闭者；

补脾土、肾水100～300次，揉肾顶、外劳100～200次，顺运内、外八卦100～300次，内推四横纹、推三关、分手阴（轻）阳（重），揉百会、神阙、丹田100～300次，以补气固脱、回阳救逆，用于正虚外脱者；

清心火、肝木100～200次，掐天庭、人中、精宁、威灵、十王、老龙、手背五指节、拿委中、承山30～50次，老虎吞食100～200次，揉小天心100～300次，以清心泻肝、开窍醒神、镇惊息风，用于神昏风动者，所掐诸穴，交替使用，以神醒风止为度；

清胃经、大肠、小肠100～300次，泻内八卦100～200次，推四横纹

100 ~ 300 次，揉天枢 100 ~ 200 次，下推七节 100 ~ 300 次，以理气和血，通滞逐邪。

【注意事项】

（1）要注意饮食的清洁卫生，避免外邪所侵。

（2）要注意对痢疾患者的隔离、消毒，对痢疾接触者应密切观察 7 日。患儿应隔离至症状消失后 1 周或 2 次大便培养阴性为止。

（3）患儿食具要煮消毒 15 分钟，尿布和衬裤也要煮过或用开水浸泡后再洗。

（4）患痢期间及痢疾初愈，食欲恢复的期间，均宜食清淡易于消化之品，对于生冷瓜果、肥甘厚腻之品，尽量少食或不食。

【按语】

本症急暴，病情险恶，手法宜重，时间宜长，并可参照相关病证论治，同时必须采取针灸、药物等综合措施，以救危急。

第三十八　手足口综合征

【病证概述】

手足口综合征简称手足口病，是病毒性发疹性传染病，由多种肠道病毒所致。临床上以手掌、足跖和口腔发生特殊的圆形疱疹为特征，一年四季均有发病，但春夏季明显增多。任何年龄均可发病，尤以学龄前儿童发病率最高，密切接触者，成人也可发病，传染性仅次于水痘。一般预后良好。

【病因病机】

手足口病是我国近二十几年来发现的一种急性传染病，故中医医籍原无此病名的记载。但清人《疫疹一得》中所提到的疫疹，几乎为现代多种发疹性疾病所体现，结合"手足口病"发疹的特点，也散见于古人对瘟疫致疹论述之中，并阐述本病的发生与感受温热疫毒有关。患病轻重与体内蕴湿程度有关，其主要病变涉及肺、心、脾、胃，隶属于中医"疫疹"范畴。

中医认为本病多由外邪入侵与内蕴湿热相搏，化为毒热，病初毒热伤及肺脾，导致肺卫失和而见发热、流涕、微咳，以及脾伤而吐泻等前驱症候。脾主四肢，开窍于口，邪伤脾则手足口受邪而毒随气泄，邪达肌表而见手足口出红疹，渐变水疱，并且出现口痛、流涎、拒食、烦躁，以及手足痛痒等征象。若正气不足，邪毒炽盛则毒热内犯心包而引起心悸、抽搐的变证。并有转机，正气渐复邪毒外达则病情减缓，病人恢复，疱疹干缩，临证所见脾肺不足的阴伤余候。

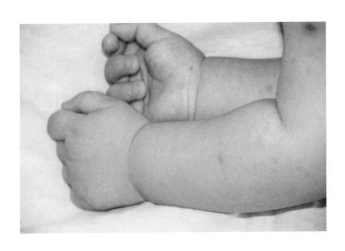

【诊断要点】

（1）发病时期多在春末夏初，7月达到高峰。

（2）本病有2～6天的潜伏期，一般无前驱症状，多突然发病。

（3）皮疹主要在口腔内颊部、舌、软腭、硬腭、口唇内侧，手足心、肘、腹、后背、前阴及肛门周围，可见粟粒大小、周围绕以红晕的灰白色疱疹或血疹。口腔内疱疹、血疹破溃后可见小块溃疡，疼痛明显，其他部位的疱疹，丘疹可稍有痛痒感。

（4）有流涕咳嗽、拒食、口流涎等症状。

（5）实验室检查：周围血细胞计数正常或偏高，分类可有淋巴细胞或单核细胞增高。

【辨证论治】

以清热解毒为主，结合病情佐以化湿凉血，以及养阴益气等治则。

（一）风温外侵

主证：发热或不发热，流涕，咽痛，口腔、手足心、后背及肘腋出现疱疹和红色丘疹，疱疹少而小，根底浅，稍有痒感，舌红苔薄黄，脉浮数，指纹浮紫。

治疗原则：疏风清热，解毒透表。

处方：清补脾经100～300次，清肺经100～300次，清大肠100～300次，分手阴阳100～200次，掐揉少商穴50～100次，退六腑100～300次，推天柱骨100～200次，推脊100～200次，黄蜂入洞50～100次，拿风池20～50次。

操作：（1）患儿取仰卧位或怀抱坐位，医者在脾经、大肠经、肺经、手阴阳、少商、六腑等穴进行手法操作。（2）患儿取仰卧位，医者以轻柔手法施术于黄蜂入洞。（3）患儿取俯卧位，医者在患儿背部进行推脊、推天柱骨、拿风池等手法。

（二）湿热蕴郁

主证：身热不扬，胸满倦怠，口气酸秽，渴不欲饮，拒食，流涎，大便黏稠，小便黄，疱疹大而稠密，周围红晕，根底不深，舌红苔白腻或黄腻，脉滑，指纹紫滞。

治疗原则：清热利湿。

处方：清补脾经100～300次，清大肠300次，清胃经100～300次，掐揉四横纹100～300次，揉掌小横纹100～200次，清天河水100～300次，顺摩腹5分钟，分腹阴阳100～200次，推下七节骨100～300次。

操作：（1）患儿取仰卧位或怀抱坐位，医者在脾经、大肠经、胃经、四横纹、天河水、掌小横纹等穴进行手法操作。（2）患儿取仰卧位，医者以轻柔手法在患儿腹部做分腹阴阳、顺摩腹等手法。（3）患儿取俯卧位，医者在患儿背部进行推下七节骨的手法。

（三）心脾积热

主证：身热持续，口渴烦躁，口内流涎，疼痛剧烈，唇红面赤，哭闹，睡卧不安，大便干，小便黄赤，疱疹稠密疼痛，个大紧束，周围绕有较大红晕，舌红苔黄燥。脉洪数或滑数，指纹紫滞至气关。

治疗原则：清热解毒，化湿除烦。

处方：清补脾经100～300次，清胃经100～300次，清心平肝100～300次，捣小天心100～300次，清小肠100～300次，清大肠100～300次，揉掌小横纹100～300次，掐揉小横纹100～300次，分手阴阳100～300次，水底捞明月100～300次，推脊100～300次。

操作：（1）患儿取仰卧位或怀抱坐位，医者在脾经、胃经、心经、肝经、小肠经、大肠经、小天心、小横纹、掌小横纹、手阴阳、水底捞明月等穴进行手法操作。（2）患儿取俯卧位，医者在患儿背部进行推脊手法。

（四）阴虚火旺

主证：身热不高，午后潮热，口渴虚烦，颧红纳呆，口内干痛，唇红而干，大便不畅，小便短少，疱疹稀疏，疼痛不舒，舌红苔少或薄黄不润，脉细数，指纹淡紫。

治疗原则：滋阴清热。

处方：清大肠 100 ~ 300 次，揉二马 100 ~ 300 次，推五经 100 ~ 300 次，分手阴阳 100 ~ 300 次，运水入土 100 ~ 300 次，掐揉小横纹 100 ~ 300 次，清天河水 100 ~ 200 次，按揉三阴交 100 ~ 300 次，推涌泉 100 ~ 300 次。

操作：（1）患儿取仰卧位或怀抱坐位，医者在大肠经、二马、五经穴、小横纹、手阴阳、天河水、运水入土等穴进行手法操作。（2）患儿取仰卧位，医者在患儿下肢进行推涌泉、按揉三阴交的手法。

【注意事项】

（1）注意饮食卫生，饮食宜清淡，忌食辛辣、酸等刺激性食物。

（2）平时应加强体育锻炼，提高身体素质。

（3）疾病流行期间，体弱患儿尽量不去公共场所，避免与患儿接触。

（4）疱疹期间宜安静休息，保证睡眠。饮食应以流质或半流质为主。

（5）保持皮肤及口腔的清洁。注意个人卫生，勤洗手。住处要勤通风。

【按语】

手足口综合征是一种病情较轻的自愈性疾病，绝大部分患儿预后较好，少数重症患儿可合并心肌炎、脑炎，但这种可能很小。整个病程在 1 周左右结束，一般不会并发什么严重的后果，只要护理得当，不会在皮肤上留下任何色素痕迹或瘢痕。

第三十九　小儿肥胖

【病证概述】

小儿肥胖是指患儿体重明显增加，超过同龄儿，或脂肪在局部异常堆积的一种常见病症。随着经济的发展，生活水平的提高，膳食结构的改变，以及小儿生活习惯的城市化，肥胖儿也越来越普遍，且年龄越来越小。并且追踪观察发现，新生儿肥胖是成人肥胖的基础，由此所提出"减肥应从娃娃抓起，预防肥胖最早应在宫内阶段"的观点也正在被人们所接受。

肥胖不仅影响小儿外观，也可造成小儿性格的孤僻，它还是许多儿科病症的常见诱因，如小儿糖尿病、小儿性早熟、小儿心脑疾患等多与肥胖有关。

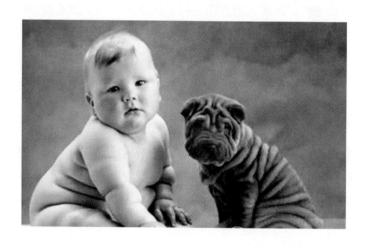

目前小儿肥胖的判断主要依据肥胖度或体质指数两大指标：

1. 肥胖度 =（实际体重 – 标准体重）÷ 标准体重 ×100%。体重均以 kg 计。

我国儿童标准体重值如下：新生儿平均为 3kg；出生 1 ~ 6 个月为：出生体重 + 月龄 ×0.6；7 ~ 12 个月为：出生体重 + 月龄 ×0.5；2 岁应为出生时的 4 倍，即 12kg；2 岁后按下式计算：体重（kg）= 年龄 ×2 + 8，即每年长 2kg。

如肥胖度超过 15% 为超重，超过 32% 以上为肥胖。其中肥胖度超过 32% ~ 52% 为轻度肥胖，超过 52% ~ 74% 为中度肥胖，超过 74% 以上为重度肥胖，超过 100% 为病态肥胖。

2. 体质指数（BMI）= 体重（kg）/ 身高 ^{2}（m^2）× 100%

若 BMI ≥ 28% 为肥胖。

前者为传统诊断法，直观明了，广为运用。但后者考虑了身高因素，增强了判断肥胖病的科学性。

【病因病机】

（1）遗传因素：父母肥胖可通过肥胖基因的表达而遗传给下一代。研究已经证实父母与患儿之间在肥胖的发病上存在明显的相关性。

（2）营养因素：由于传统社会观念认为孩子越胖越健康及孕妇多虚，于是从孕妇起即过度增加营养，造成新生儿肥胖。出生后，小儿又摄入过多肥甘厚味、精美之食，加之坐月子时，产妇吃得过多过好，乳汁成分含有超量的脂肪热量等都可诱发肥胖。

（3）缺少运动：如果小孩再少动喜睡，好逸恶劳，过多的热量得不到利用与消耗，必将转化成脂肪而存积，导致肥胖病的发生。此外，尚有神经内分泌失调等说法。

【基本方】

方1 全身调理基本方

头项部操作（揉按太阳，拿风池，拿肩井，各 1 ~ 2 分钟。）

脘腹部操作（①摩腹：顺逆时针各 3 ~ 4 分钟。②揉腹：掌揉全腹 2 ~ 3 分钟。③振按腹：双掌重叠，从上至下振按腹部 3 ~ 5 遍。④点穴：分别点按中脘、关元、天枢和滑肉门，每穴点约 10 次；一手点关元，另一手点足三里，两手一起一落 1 ~ 3 分钟。⑤拨宗筋：双拇指重叠置于耻骨联合及其附近，3 揉 1 拨，反复操作 1 分钟。⑥束带脉：取坐位，术者从两侧环抱患儿，两中指扣住肚脐，通过腕关节屈伸，两掌两侧推向肚脐，去重回轻，1 ~ 2 分钟；取仰卧位，一手拇指在腹一侧，一手食、中、无名指在另一侧，两手同时向中央推进，带起皮下组织，至腹中央时，双手拿起皮下组织，反复操作 20 遍；以小鱼际横擦带脉透热。⑦放气冲：两拇指指腹，或掌根于两侧腹股沟之气街（气冲）处轻揉 1 分钟，后横行置于动脉搏动处下压至动脉搏动消失，持续 1 ~ 2 分钟，突然放开，有热感或放电感向下传导，操作 1 ~ 3 次。）

腰背部操作（①疏理膀胱经：点、揉、推、叩脊柱两侧膀胱经，从上至下为1遍，操作3~5遍。②通督法：推抒、按揉、击打正中督脉，从上至下1~3遍。③点穴：点肾俞、腰眼、肾俞配承山。每穴点揉1分钟。④拨环跳：前臂置于环跳缓缓揉动，每揉3~5次，以肘尖点拨1次，1分钟。⑤擦法：纵擦脊柱及其两侧，横擦腰骶，透热为度。）

上、下肢放松与运动法（分别沿上、下肢长轴，依次揉、拿、按、搓、抖，每侧2~5分钟；再分别屈伸、旋转、拔伸和施摇法于上、下肢各关节。）

方义：太阳调整阴阳，疏风散邪；风池发汗解表，清利头目；肩井升举阳气、增益精神；三穴相合，阳升阴降。腹部摩、揉、振按，又点按中脘、滑肉门、天枢和关元，点面结合，调理人体阴阳、气血、水液代谢，并促进排便排气。拨宗筋、放气冲和束带脉为推拿之所长，可约束肌肉、筋膜与纵行诸经络，还能开关启痹、行气行水。腰背部操作益肾助阳、化气行水、疏通经络，调节五藏之背俞穴；通督法温助元阳，温化寒饮，消脂消浊；配合上下肢放松与活动有利于导引阳气，增加消耗而减肥。全方涉及人体多个部位和多个穴位，融调补、发散、消脂、利水、泻浊、化痰为一体，切合肥胖脂浊病机，对各型肥胖有效。

方2 局部消脂术

（1）腹部减肥法

荡腹法（立于患儿右侧，叠掌，左掌在下，置于脘部，与腹正中线垂直。以掌根用力斜向推向对侧，旋即以手指将其拨回，手掌与手指交替推按，并逐渐向下移动。从上至下力1遍，操作1~3分钟。该法既作用于腹壁肌肉与脂肪，又使胃肠振荡，故而得名。）

挪腹法（两手握拳，拳面相对，拳背置于前正中线两侧，先下压，后内旋，并逐渐向下移动，从上至下为1遍，操作10遍。）

挤碾腹（一手手掌置于脂肪堆积旁，另一手拳背抵于堆积脂肪另一旁，两手同时反方向用力，旋转、挤碾局部脂肪，透热为度。）

抓拿并抖腹（五指成爪状，罩住堆积的脂肪，将其拿起并抖动，操作1分钟。）

擦腹（横擦腹部脂肪堆积处，透热为度。）

（2）腰臀部减肥法

前臂揉（前臂揉脊柱及其两侧，操作1~2分钟，定点揉脂肪堆积部位令热。）

推腰背（纵向推脊柱正中，及其两侧，力度深重，缓缓推进，局部潮红为度。）

挤碾臀部法（同腹部操作）

抓拿臀部法（同腹部操作）

（3）肩部减肥法

双掌合揉（取坐位。术者立于肩外侧。两手掌相对，五指微屈，分别扣住肩前与肩后，先对称挤按3～5次，再回旋揉动，如狮子抱绣球，操作1～2分钟。）

按揉肩部（取卧位，以手掌置于肩上轻快揉动，揉3按1，操作1～2分钟。）

推擦肩部（取坐位，两手一前一后，中指交扣于对侧肩峰固定，双掌紧贴肩前和肩后，通过手指屈曲使双掌同时向肩峰推进，去重回轻，1～2分钟；双掌前后擦肩令热。）

方义：以上诸法，均为局部操作，以机械力学原理为主，以局部透热为度，局部消脂有效。

【辨证论治】

（一）脾虚痰湿

主证：形肥，面浮肢肿，皮肤松弛，头重如裹，疲乏无力，尿少纳差，脘腹胀满，苔腻，脉濡，指纹滞。

治疗原则：健脾化湿。

处方：基本方重点腹部操作，腹部消脂术。加头面四大手法2～3分钟，补脾经、清脾经、运内八卦各2～3分钟，捏脊6～20遍，点足三里1分钟。

（二）脾胃俱盛

主证：上半身肥胖，头昏，身热多汗，消谷善饥，口臭口苦，烦躁，口渴喜饮，舌红，苔黄腻，脉滑数，指纹绛。

治疗原则：清泻脾胃。

处方：基本方重点腹部操作，放气冲，疏理四肢。加清脾经、清胃经、清大肠经、退六腑各1～3分钟，掐揉掌小横纹10遍，推下七节骨令热。

（三）脾肾阳虚

主证：下半身肥胖、肿胀，小腹坠胀，阴囊潮湿冷缩，舌淡胖嫩，苔薄，脉沉细无力，指纹色淡。

治疗原则：温补脾肾。

处方：基本方重点揉太阳，拿风池、肩井，腹部、腰部操作。加补脾经、补肾经、推上三关各 3 ～ 5 分钟，捏脊 3 ～ 20 遍。

（四）阴虚内热

主证：超重，头晕，头痛，筋惕肉响，五心烦热，烦渴喜冷饮，舌红少苔，脉细数，指纹绛。

治疗原则：补益肝肾，滋阴除烦。

处方：基本方重点腰骶操作。加清肝经、补肾经、清心经、清小肠经各 1 ～ 3 分钟，揉二人上马 1 ～ 2 分钟，推箕门令局部潮红，摩涌泉 1 分钟。

【注意事项】

要根治肥胖，除了坚持推拿治疗外，还应从产前及产后的调养着手。产前孕妇应注意合理营养，切忌食量过多，营养过甚，体重增加过快，并适当参加运动。婴儿期应提倡母乳喂养，延迟进食固体食物，增加肢体的运动。儿童期强调饮食平衡，少进高热、高脂、高糖饮食，少吃零食，进餐时应细嚼慢咽，并多参加长跑、游泳等运动，旅游也是较好的运动方式之一。

【按语】

本病病机虚实夹杂，实以痰湿中阻为多，虚多为脾虚失运或兼杂血瘀所致，临床治疗应标本兼顾。

第四十节　小儿夜啼

【病证概述】

小儿白昼无恙，入夜啼哭，甚则通宵达旦；或每夜定时而啼，啼后安睡者，谓之夜啼。主要见于半岁以内的哺乳婴儿。罹患夜啼，少则数日，多则经月，不仅患儿本身不能安眠，有碍其生长发育，亦可影响父母休息。

夜啼是阴阳颠倒的显著表现，正常小儿白天嬉戏，夜晚安睡，是为阴阳调和，而一旦阴阳失调，入夜之时，阳不入于阴，则不寐而啼，在成人为失眠，在小儿则为夜啼。但啼哭本身又是小儿求生的一种本能，它反映了小儿之不安（舒适）

和所求。是故，因饥、渴、冷、热、尿湿，身痒或包裹太紧而夜啼者，不属病态；或因食积、感冒等病所致夜啼者，亦不属本症范围；另有一种无灯则哭、见灯而止者，此乃习惯性夜啼，亦不属本症。只有排除了上述种种情况，而小儿仍啼哭不安者方可诊断为本病。

【病因病机】

（1）脾寒：本病的发生，多由于先天不足，后天失调，藏府受寒所致。婴儿素体虚弱，脾常不足，至夜阴盛。脾为阴中之阴，寒邪内侵，潜伏于脾，或脾寒内生，寒邪凝滞，气血不通，不通则痛，故入夜腹痛而啼哭。

（2）心热：乳母孕期恣食肥甘，或过食炙煿之物，以致胎中受热，结于心脾，或邪热乘于心，心火过旺，或肝胆热盛，故内热烦躁，不得安寐而啼哭。

（3）惊骇：患儿偶见异物，或乍闻异声，暴受惊恐所致。小儿神气不足，心气怯弱。若受惊吓则神志不宁而散乱，心志不宁则烦躁、神不守舍而惊惕不安，夜间惊啼不眠。

（4）食积：婴儿乳食不节，内伤脾胃，运化功能失司，乳食积滞中焦而胃不和，胃不和则卧不安，因而入夜啼哭。

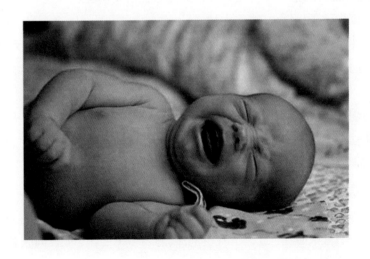

【辨证论治】

（一）中焦脾寒

主证：夜间啼哭，声低不畅，状如呻吟，曲腰蜷卧，得热则缓，遇冷更甚；

精神倦怠，四肢欠温，不思乳食，或大便冷溏，小便清白，面色青白，鼻唇尤甚，舌淡，苔白，脉沉迟，指纹青红而淡。

治疗原则：温中散寒，行气通滞。

处方：补脾经 300 次，推三关 100 次，摩腹 300 次，揉中脘 100 次。

方义：补脾经、摩腹、揉中脘以健脾温中；推三关以温通周身阳气。

（二）心经积热

主证：夜间啼哭，声高尖锐，见灯尤甚，搂抱益哭；睡喜仰卧，烦躁不宁，身热，面赤唇红，口中气热，溲赤便结，舌尖红甚，苔黄，脉数有力，指纹紫滞。

治疗原则：清心安神，泻火导赤。

处方：清心经 150 次，清小肠 150 次，清天河水 100 次，揉总筋 100 次，揉内劳宫 100 次。

方义：清心经、清天河水以清热退心火；清小肠以导赤而泻心火；揉总筋、揉内劳宫以清心经热。

（三）心阴不足

主证：夜间啼哭，啼声不著，绵绵不休，躁扰不眠，形瘦、潮热，手足心热，颧红、盗汗，舌尖红甚，少苔或无苔，脉细数，指纹紫淡。

治疗原则：滋阴降火，清心安神。

处方：补肾水 200 次，清心火、小肠、板门、天河水各 100 次，退六腑 100 次，打马过天河 100 次，掐总经 100 次，分手阴（重）阳（轻）100 次，揉内劳、神门、小天心、二人上马、涌泉各 2 分钟。

方义：补肾水，清板门，揉内劳，打马过天河以滋阴养液；清心火、天河水，退六腑，掐总经以清退虚热；清小肠，揉二人上马、涌泉以引火归元；揉小天心、神门，分手阴阳以安神促眠，除烦止啼。

（四）惊骇恐惧

主证：睡卧惊惕，梦中啼哭，神情恐惧，稍有声响则惊啼不已；面色乍青乍白，紧偎母怀，喜抱而眠，或泻下青黄泡沫；脉舌多无变化，或夜间弦急，指纹青。

治疗原则：镇惊安神。

处方：推攒竹 300 次，清肝经 150 次，揉小天心 150 次，揉五指节 100 次。

方义：推攒竹、清肝经、揉小天心以镇惊除烦；揉五指节以安神。

【注意事项】

（1）平时注意居室安静，避免患儿受惊吓。

（2）脾寒者注意保暖；心热者切勿过于保暖。

（3）患病期间食用易消化食物。

【按语】

本病诊断应排除因肠套叠、腹泻和感染性疾病引起的啼哭。

第四十一节　小儿多动症

【病证概述】

小儿多动症，又称脑功能轻微失调，或轻微脑功能障碍综合征，或注意缺陷障碍。这类患儿的智能正常或基本正常，但学习、行为及情绪方面有缺陷，表现为注意力不易集中、注意短暂，活动过多，情绪易冲动以致影响学习成绩，在家庭及学校均难与人相处，日常生活中使医者和老师感到困难。

【病因病机】

中医学将儿童多动症的病因归纳为以下几个方面：

（1）先天禀赋不足：由于孕母妊娠期有宫内窒息史等各种因素，影响了胎儿的正常发育；或者父母精神神经系统健康欠佳，致使患儿素体虚弱，阴阳失调。

（2）饮食因素：饮食中营养成分不足，或营养成分搭配不当，或过食生冷损伤脾胃，造成气血亏虚，心神失养；过食肥甘厚味，产生湿热痰浊，阻滞气机，痰气交阻，郁久化火，心神被扰所致。

（3）外伤和其他因素：产伤以及其他外伤，可使儿童气血淤滞，经脉不畅，以及心肝失养而神魂不安；或由于其他疾病之后，虽原发病痊愈，但已造成气血不足或气血逆乱，使心神失养以致神不安藏。

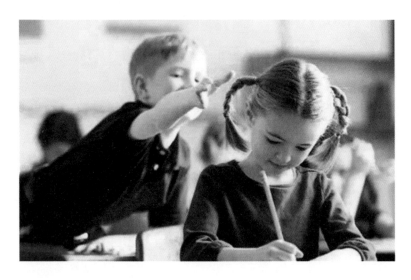

【辨证论治】

从中医辨证施治的观点来看，儿童多动症与"藏躁""躁动""健忘""失聪"等证有关，因此，临床可将其分为如下几种类型来诊治。

（一）肝郁痰滞型

主证：表现为易怒、易兴奋。情绪不稳，易激动，控制力弱，常因不能满足其要求而大哭大闹，甚至在冲动时打闹不休，较难预测其情绪波动。夜卧不宁，咬牙打呼噜，喉中有痰不易清除。舌红、苔黄腻，脉弦滑。

治疗原则：疏肝清热，涤痰开窍，安神定志。

处方：开天门 300 次、推坎宫 300 次、运太阳 300 次、揉百会 300 次、揉四神聪 300 次、运八卦 500 次、清肝经 300 次、清天河水 500 次、清胃经 300 次、清小肠 300 次、退六腑 300 次、捣小天心 100 次、掐揉五指节反复 3～5 遍、按弦搓摩 100 次、摩腹 100 次、揉中脘 100 次、揉肝俞 300 次、揉胆俞 300 次、揉心俞 100 次、揉厥阴俞 100 次、揉胃俞 100 次、揉大肠俞 50 次。

操作：（1）患儿取坐位，医者取患儿手部的穴位运八卦、清肝经、清天河水、清胃经、清小肠、退六腑、捣小天心、掐揉五指节。（2）患儿取仰卧位，医者在患儿头面部行开天门、推坎宫、运太阳、揉百会、揉四神聪手法。（3）患儿取仰卧位，医者行按弦搓摩、摩腹、揉中脘手法。（4）最后取俯卧位，家长行揉肝俞、揉胆俞、揉心俞、揉厥阴俞、揉胃俞、揉大肠俞操作。

（二）肾虚肝亢型

主证：表现为手足多动，动作笨拙，性格暴躁，易激动，冲动任性，难以静坐，注意力不集中，并可有五心烦热、盗汗、大便秘结，舌红、苔薄，脉弦细。

治疗原则：滋肾养肝。

处方：开天门300次、推坎宫300次、运太阳300次，揉百会300次、揉四神聪300次、运八卦300次、清肝经500次、清天河水300次、退六腑100次、按弦搓摩100次、摩腹200次、揉气海300次、揉关元100次、揉肝俞300次、揉胆俞300次、揉心俞100次、揉厥阴俞100次、揉肾俞300次、揉关元俞300次、推下七节骨50次、揉涌泉100次。

操作：（1）患儿取坐位或仰卧位，医者取患儿手部的穴位运八卦、清肝经、清天河水、退六腑。（2）患儿取仰卧位，医者在患儿头面部行开天门、推坎宫、运太阳、揉百会、揉四神聪手法。（3）患儿取仰卧位，医者行按弦搓摩、摩腹、揉气海、揉关元。（4）最后取俯卧位，医者作揉肝俞、揉胆俞、揉心俞、揉厥阴俞、揉肾俞、揉关元俞、推下七节骨。（5）继上体位，揉患儿足底涌泉穴。

（三）心脾不足型

主证：主要表现为神思涣散，神疲乏力，形体消瘦或虚胖，多动而不暴躁，言语冒失，做事有头无尾，记忆力差，可伴自汗盗汗，偏食。

治疗原则：养心健脾，益气安神。

处方：运八卦500次、清胃经300次、清大肠100次、补脾经300次、捣小天心100次、掐揉五指节3～5遍、开天门300次、推坎宫300次、运太阳300次、揉百会300次、揉四神聪300次、摩腹150次、揉中脘100次、揉气海100次、揉脾俞300次、揉胃俞300次、揉心俞300次、揉厥阴俞300次、揉足三里300次。

操作：（1）患儿取坐位或仰卧位，医者取患儿手部的穴位运八卦、清胃经、清大肠、补脾经、捣小天心、掐揉五指节。（2）患儿取仰卧位，医者在患儿头面部行开天门、推坎宫、运太阳、揉百会、揉四神聪手法。（3）患儿取仰卧位，医者行摩腹、揉中脘、揉气海。（4）继上体位，揉患儿下肢足三里穴。（5）最后取俯卧位，医者行操作揉脾俞、揉胃俞、揉心俞、揉厥阴俞。

（四）心肾不足型

主证：主要表现为记忆力差，自控能力差，多动不安，注意力不集中，遗尿，多梦，或有腰酸乏力，面色黧黑，脉细软等症。

治疗原则：温补心肾。

处方：运八卦 300 次、补肾经 500 次、清小肠 300 次、补脾经 500 次、捣小天心 300 次、掐揉五指节 3 ~ 5 遍、揉外劳宫 500 次、开天门 300 次、推坎宫 300 次、运太阳 300 次、揉百会 300 次、揉四神聪 300 次、猿猴摘果 30 次、摩腹 100 次、揉气海 300 次、揉关元 300 次、揉心俞 300 次，揉厥阴俞 300 次、揉肾俞 300 次、揉关元俞 300 次、揉涌泉 100 次。

操作：（1）患儿取坐位，医者取患儿手部的穴位运八卦、补肾经、清小肠、补脾经、捣小天心、掐揉五指节、揉外劳宫。（2）患儿取仰卧位，医者在患儿头面部行开天门、推坎宫、运太阳、揉百会、揉四神聪、猿猴摘果。（3）患儿取仰卧位，医者行摩腹、揉气海、揉关元。（4）最后取俯卧位，医者行揉心俞、揉厥阴俞、揉肾俞、揉关元俞操作。（5）继上体位，医者揉患儿足底涌泉穴。

【注意事项】

（1）多动症儿童不宜服用水杨酸类药物，也不宜多用含水杨酸较多的食物（如番茄、苹果、橘子、杏等），食品中少加调味品（如胡椒油、味精及某些食用色素）。另外，避免摄入过多的高糖饮食、含铝过多的食物（如油条、油饼）及使用含铅过高的餐具、文具、玩具，食用含铅高的食物，如爆米花等。

（2）患多动症的儿童可多吃鱼、瘦肉、蕈类、豆制品、蛋黄等，对多动症儿童也是有益的。在微量元素方面，应食富含铁和锌的食物，如动物肝脏、动物血，以及一些海产品（鱼、虾、牡蛎、海带等）。为了平衡膳食，每天还应食用新鲜蔬菜和水果。

（3）进行适当的心理辅导，减轻患儿的心理负担，正向引导患儿的日常习惯，从而逐渐形成良好的行为方式。

【按语】

多动症的发病病因复杂，是生物－心理－社会多因素作用的结果，与小儿生理的脾肾之不足、肝之有余、阴阳失调有关，故在治疗本病证中，应该注意要补益心脾，安神定志，平潜肝阳，柔肝熄风，滋阴补肾，协调全身之阴阳，调整脏腑功能。而在中医证候疗效、中医证候积分改善比较和不良事件报告方面，推拿都优于药物治疗，故推拿治疗小儿多动症具有明显的优势。因为本病是生物－心理－社会多因素作用的结果，所以要注意小儿的心理教育，培养其坚韧的性格和健康的人格，外在环境和推拿治疗合二为一，从而才能达到治疗的最大化。

第四十二节 小儿汗证

【病证概述】

小儿汗证，是指小儿在安静状态下，全身或局部出汗过多，或大汗淋漓为主的病证。汗证有盗汗与自汗之分，夜间入睡后汗出，醒后汗止者为盗汗；白天安静状态下，或稍做活动即汗出较多者为自汗。汗证多见于婴幼儿和学龄前儿童，尤其平素体质虚弱者，则更易发生汗证。婴幼儿睡后头部微有汗出，以及气候炎热、衣被过厚、剧烈活动、乳食过急等导致的汗出，均属正常生理现象，不为病态。

生理上，人因活动或得热而阳盛，阳加于阴，蒸腾水分而为汗，阳随汗出复归于阴平阳秘，故汗是调节体内阴阳的重要产物。病理上，内热、阴虚致阳亢而迫液外出，是为汗证。同时束汗者，皮毛腠理也，若卫气不固，皮薄毛疏，腠理开而不闭，亦会汗出，此乃汗证的主要原因。汗证为中医病证，在西医学常见症状"多汗"中有相关记载，常见于西医的佝偻病、小儿肺结核、心肌炎等疾病。

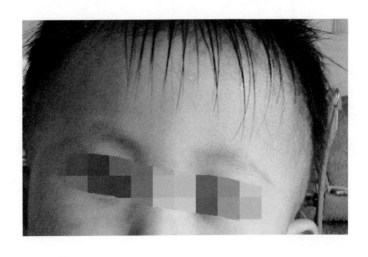

【病因病机】

（1）邪热偏盛：外感邪热，或食积化热或便秘，府气不通或初感寒邪，则入里化热。内热炽盛，阳加于阴追液外出而为汗。火性炎上，热性蒸腾，故此类汗证以上半身汗，且兼有热象为特征。

（2）阴阳失调：小儿属稚阴稚阳，阴阳自节之力差，故易致阴阳失调，如素体阴虚，或邪热久羁暗耗营阴易成阴虚内热之证；虚火内灼，蒸液外出，亦为汗证，或因大吐、大泻，或久痢等致气阴耗伤，气随液脱，亦为汗证。

（3）卫气不固：若小儿反复感冒，肺卫被伤或素体中虚，土不生金，或肾元不足，气之推动、防御、固摄之功弱，均可致卫气不固，津液不摄，而为汗。此类汗证以动则汗出，且兼虚象为特征。

【辨证论治】

（一）内热炽盛

主证：头汗、颈汗或全身汗，口渴喜饮，面赤唇红，大便秘结，小便黄少，舌红而干，脉数，纹紫。

治疗原则：清热泻火，生津止汗。

处方：清心经100次，清板门100次，清天河水100次，退六腑100次，揉二人上马100次，推下七节骨50次，揉太溪100次。

方义：心主汗，清心经能清热止汗；阳明乃多气多血之经，阳热内盛易于汗出，清板门能除阳明经热，而收止汗之功；天河水为清法代表穴位，卫、气、营热均可清之，三穴合用扬汤止沸而止汗。推下六腑和推下七节骨为通府泄热之法，有釜底抽薪之功，上述配穴能使热去、府通，气下行而止汗，实属标本同治之良法。配揉肾经原穴太溪和滋阴要穴二马以滋水源，增阴以潜阳。

（二）阴虚火旺

主证：潮热、盗汗、颧红、烦躁、咽干、惊悸、久咳喘、身体瘦削、舌红少苔或花剥苔，脉细数、指纹紫滞。

治疗原则：养阴清热，敛汗。

处方：清心经100次，揉二人上马，补肾经200次，揉小天心100次，运内劳宫50次，擦涌泉200次。

方义：清心经能降心火，使心火下交于肾；揉二人上马与补肾经能滋肾阴，使肾水上滋于心，该法为交通心肾、调和阴阳之常法，阴阳调和则汗止；擦涌泉引火归元，使亢阳得以潜制；运内劳宫能清虚火；揉小天心通经活络，又兼泻心通淋，水分从小便而去则汗自止。

（三）卫外不固

主证：反复感冒，时时汗出，头颈、胸部汗尤多，动则益甚，伴恶风、肢冷、流清涕、唇淡、脉弱、指纹淡。

治疗原则：实卫固表，敛汗。

处方：清肺经 100 次，补脾经 300 次，揉小天心 100 次，揉一窝风 100 次，补肾经 200 次，运太阳 50 次，揉风池、风府各 50 次。

方义：清肺经能固表实卫，收摄止汗；补脾经，取补土生金、子病实母之意；揉小天心，运太阳，揉一窝风能舒经活络，驱除风邪；推补肾水，以滋汗源，又能助卫气；擦风池、风府预防感冒，强身健体，共奏固表止汗之功。

【注意事项】

（1）患儿宜多晒太阳、多户外活动，以增强体质。

（2）积极治疗各种急、慢性疾病，并注意病后调理。

（3）患儿勤换衣被，保持皮肤清洁与干燥。

（4）汗后避免直接吹风，慎用辛散药物。

【按语】

小儿汗证，多属西医学自主神经功能紊乱，而维生素 D 缺乏性佝偻病及结核病，也常以多汗为主症，临证当注意鉴别，明确诊断，以免贻误治疗。反复呼吸道感染小儿，表虚不固者，常有自汗、盗汗；而小儿汗多，若未能及时拭干，又易于着凉，造成呼吸道感染。

第四十三节 小儿惊风

【病证概述】

惊风，俗称"抽风"，乃古儿科四大证之一，它不是一个独立的疾病，而是小儿在多种疾病过程中，所出现肢体抽动和神志不清的总称，即一群证候的概括。多发于三岁以下的幼儿，年龄越小，发病率越高。因其发病急骤，证候凶险，变化多端，往往威胁着小儿的生命，故"小儿之病，最重惟惊"（《幼科释迷》），为儿科重危急症之一。

古人对惊风证候观察细致,记述颇多。证候有四证(热、痰、风、惊)、八候(搐、搦、掣、颤、窜、视、反、引)之归纳,病名有天吊惊、内吊惊、鹰爪惊、马蹄惊等数十种之多。其实,很多名虽各异,病因病机却相一致,唯具体症状有所不同。故亦有不少医家根据病性之虚实,病势之急缓,而总分为急惊风与慢惊风两大类。

一、急惊风

【病因病机】

急惊风,以发病急暴,形证有余,阳热邪盛为特征;以牙关紧闭,口唇撮动,两目窜视,颈项强直,手足抽搐,角弓反张,痰壅气促,壮热不退,神识不清,昏迷不醒等为主证;属于阳、热、实证。小儿稚阴,不仅外邪易于从阳,化热而生风,并炼津为痰;且真阴不足,柔不济刚,水不制火,故肝阳易亢,心火易盛,肝风心火,二阳交谯,风乘火势,火借风威,交相煽动,遂发急惊风。是以,急惊风之病变,主要在心肝二脏,具体多见外邪化火、热极生风,食积痰滞、化热生风,大惊卒恐、惊风痉厥三种。

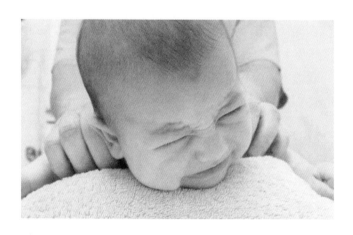

小儿形气不充,腠理不密,易为邪侵;体属稚阴,邪易入里,从阳化热,热积心肝,神怯不耐,心热生惊,肝热生风,风火相煽,而发急惊风。小儿脾常不足,乳食不节,内伤脾胃,运化失常,谷反为滞,水反为湿,积久不去,郁而化热,湿热交炽而生痰,痰热浊滞,阻滞气机,蒙蔽清窍,引动肝风,而发急惊风。小儿本脏腑脆弱,神怯胆虚,受伤更易。若突闻巨响,乍见异物,不慎跌仆等大惊卒恐，不仅心神不安，而且肾精怯弱，肝木失濡而风动，则发急惊风。

【辨证论治】

（一）外邪化火、热极生风

主证：除急惊风一般主证外，可见高热不退，面赤唇红，喘促气粗，躁扰不宁，口干多饮，或小便短赤，大便干结，舌红，苔黄，脉洪数，指纹紫滞。

火热炽盛，形为热蒸，则高热不退，面赤唇红；肺失清肃，则喘促气粗；心神受扰，则躁扰不宁；津液灼伤，则口干多饮，小便短赤，大便干结；余皆火热邪盛之象。

治疗原则：清热开窍，镇惊熄风。

处方：

急救：掐天庭、应堂、眉弓、精宁、威灵、合谷、曲池、昆仑、承山以镇惊熄风；掐人中、十王、老龙、端正以开窍醒神。以上急救诸穴，交替使用，以神醒、惊止、风熄为度。

然后按下述从本治疗：清心火、肝木、肺金、小肠、天河水 100 ～ 300 次，水底捞明月 200 ～ 300 次，退六腑 100 ～ 200 次，掐总筋、手背五指节 5 ～ 10 次，逆运内八卦 2 分钟，分手阴（重）阳（轻）200 ～ 300 次，补肾水 200 ～ 300 次，揉内劳、神门、涌泉、委中、丰隆 2 分钟，下推膻中 100 ～ 200 次。

方义：清心火，肝木、天河水，掐总筋，水底捞明月，退六腑以清热泻火；补肾水，揉内劳以滋水涵木，水火相济；掐手背五指节，揉小天心、神门、委中、分手阴阳以安神镇惊，熄风止痉；清小肠，揉涌泉以引热下行；清肺金，逆运内八卦，揉丰隆，下推膻中以宣降肺气，化痰平喘。

（二）食积痰滞、化热生风

主证：除急惊风一般主证外，可见喉间痰鸣，神识迷糊，身体发热而四肢厥冷，或睡卧不安，腹胀纳呆，或有呕泻，泻下乳食不化，亦可便结，面唇青白，舌红，苔黄厚腻，脉滑数，指纹紫滞。

治疗原则：消食化痰，清热息风。

处方：

惊厥抽搐甚者，急救同前。

清脾土、胃经、板门、肺金、肝木、心火、大肠、天河水 200 ～ 300 次，退六腑100～200次，逆运八卦2分钟，推四横纹100～200次，猿猴摘果100～300次，按弦走搓摩100～200次，掐手背五指节5～20次，利小肠200～300次，揉小天心、委中2分钟，拿丰隆100～200次，推膻中200次。

方义：清脾土、胃经、板门，猿猴摘果以健脾胃、促运化、消积滞；清天河，退六腑以清积热，泄痰火；清肺金，推膻中，拿丰隆，按弦走搓摩以宣降肺气，化痰平喘；逆运内八卦，推四横纹以理气通络，消积行滞；清肝木、心火，掐手背五指节，揉小天心、委中以安神镇惊，熄风止痉；清大肠，利小肠以导滞利湿。

（三）大惊卒恐，惊风痉厥

主证：时惊时惕，甚则抽搐，吮乳口紧，面唇青白；神情恐惧，啼哭躁扰，睡卧不宁，依怀搂抱而安，或泻青黄泡沫，或有干呕，脉来弦紧，或促结不齐，指纹青紫。

治疗原则：镇惊安神，平肝熄风。

处方：

惊厥抽搐甚者，急救同前。

清心火，平肝木100～200次，掐小天心、手背五指节5～20次，补肾水、脾土200～300次，推四横纹100～200次，分手阴阳100～200次，揉内劳、神门、板门、委中、涌泉1～2分钟，拿承山5～10次。

方义：清心火，平肝木，掐小天心、手背五指节，揉神门、委中，拿承山，分手阴阳以镇惊安神，平肝熄风；补肾水，揉内劳、涌泉以滋水涵木，水火相济；补脾土，揉板门，推四横纹以健脾胃，和升降。

二、慢惊风

【病因病机】

慢惊风，以发病缓慢，形证不足，阴阳虚衰为特征；以露睛昏睡，囟目凹陷，神萎迷糊，手足瘛疭，抽搐无力或蠕动，时作时止为主证；属阴证、虚寒或虚热证。小儿脾胃不足，不仅大吐大泻或大病之后，皆损脾胃；即便是饮食积滞，或急惊风久治不愈，或苦寒攻伐药物太过，亦可伤残脾胃，而由热转寒，由实转虚；尤其素体中虚，再加上述因素，则更致脾胃衰败，土虚木乘，肝旺生风。或吐泻日久，脾胃久伤，或土虚木乘日久，以致脾肾阳虚，筋脉失温，肝气益乘，虚风益动，形成危重之慢脾风症。或吐泻竭液，热病伤阴，急惊失治，迁延日久，或中虚不运，精血不生，以致肝肾阴亏，阳亢失制，筋脉失濡，引动肝风，遂发慢惊风。是以，慢惊风之病变，主要在脾、肾、肝三脏。

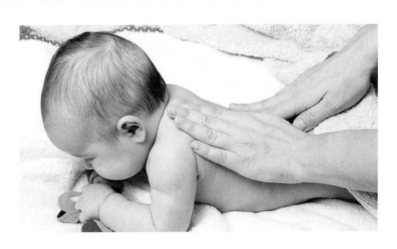

【辨证论治】

（一）脾胃虚弱，术乘生风

主证：除慢惊风一般主证外，可见神疲，消瘦，声低息弱，睡卧露睛，面白唇淡，四肢欠温，或呕泻不止，泻下溏薄，乳食不化，食少多饮，舌淡，苔白，脉弱无力，指纹青红而淡。

治疗原则：补中益气，平肝熄风。

处方：

惊厥抽搐甚者，急救同前。

补脾土、胃经、板门、天门入虎口200～300次，推三关、四横纹100～200次，平运内八卦2分钟，清肝木、心火200次，分手阴阳100～200次，掐手背五指节50次，揉小天心、百会、足三里、委中、承山1～2分钟。

方义：补脾土、胃经、板门，揉足三里，推三关，天门入虎口以健脾益胃，补气养血；清肝木、心火，分手阴阳，掐手背五指节，揉委中、承山以平肝镇惊，息风止痉；揉小天心、百会以升阳醒神；推四横纹，平运内八卦，以健中促运，和调升降。

（二）脾肾阳虚、虚风内动

主证：除慢惊风一般主证外，可见精神萎靡，神识迷糊，甚则沉睡昏迷；面色苍白，口鼻气冷，气息微弱，冷汗自出，肢厥蜷卧，下利清冷，小便清长，舌淡，苔白滑，脉沉微弱，指纹青红而淡。

治疗原则：温补脾肾，壮阳温经，平肝熄风。

处方：

惊厥抽搐甚者，急救同前。

补脾土、板门、胃经、肾水、肾顶200～300次，推三关100～200次，天门入虎口，推四横纹100～200次，平运内八卦100～200次，清肝木、心火100～200次，分手阴（轻）阳（重）100～200次。掐手背五指节5～20次，揉外劳、一窝风、小天心、百会、神阙、丹田、委中、承山100～300次。

方义：补脾土、板门、胃经、肾水、肾顶，推三关，揉外劳、丹田以温补脾肾，补气壮阳；揉一窝风、神阙，推四横纹，平运内八卦以调气温经；揉小天心、百会以升阳醒神；清肝木、心火，分手阴阳，掐手背五指节，揉委中、承山以平肝镇惊，息风止痉；天门入虎口，以健中促运，化生气血。

（三）肝肾阴亏，虚风内动

主证：除慢惊风一般主证外，其抽搐以肢体拘挛、强直为特征，形瘦神疲，躁扰不宁，颜面潮红，身体潮热，手足心热，盗汗，小便黄少，大便干结、排解困难，舌红而干，少苔或无苔，脉细数，指纹紫淡。

治疗原则：育阴潜阳，柔肝熄风。

处方：

惊厥抽搐甚者，急救同前。

补肾水200～300次，清胃经、肝木、心火、小肠、天河水200～500次，打马过天河200～300次，退六腑200～500次，掐总筋、手背五指节5～20次，分手阴（重）阳（轻）5～10次，揉板门、小天心、内劳、二人上马、神门、委中、承山、涌泉1～2分钟。

方义：补肾水，清胃经，揉板门、内劳，打马过天河以滋阴养液；清天河水，掐总经，退六腑以清退虚热；清小肠，揉二人上马，涌泉以引火归元；清肝木、心火，分手阴阳，掐手背五指节，揉神门、小天心、委中、承山以柔肝熄风，安神镇惊。

本症多急重危暴，手法宜重，时间宜长，同时必须采取针灸、药物等综合措施，以救危急。

【注意事项】

（1）惊风发作时，患儿需侧卧，宽衣松领，并将多层纱布包裹的压舌板放在上下齿之间，以防咬伤舌头。立即给予吸氧，随时吸出痰涎和分泌物，保持呼吸道通畅。防止碰伤、坠伤，切勿强制按压，以防骨折。随时观察患儿面色、呼吸及脉搏变化，防止突然变化。停止发作后，让患儿安静休息；以流质素食为主，不会吞咽者，给予鼻饲。

（2）平时加强锻炼，增强体质，提高抗病能力；避免时邪感染，注意饮食卫生，避免大惊猝恐。

（3）对于长期卧床患儿，应经常改变体位，勤擦澡，多按摩，防止发生褥疮。

【按语】

急惊风病情常常比较凶险，变化迅速，如处理不当可使脑组织和局部机体缺氧，遗留后遗症，严重的可引起窒息，发生呼吸和循环衰竭，威胁小儿生命。推拿治疗急惊风能起到良好效果，一般 2～3 日即可见效，治疗时要密切观察病情，及时进行抢救，或综合治疗。慢惊风虽病情较缓，但病因与症状较为复杂，症状时轻时重，时断时续，取效一般不如急惊风显著，尤其长期昏迷抽搐者，预后每多不良，容易留下失语、失聪、痴呆、瘫痪等后遗症，应采取综合治疗措施。

第四十四节　新生儿黄疸（胎黄）

【病证概述】

新生儿黄疸是指婴儿出生后，由于体内胆红素的累积引起全身皮肤、巩膜、小便发黄为特征的一种病证，与胎孕等因素有关。新生儿黄疸分为生理性黄疸和病理性黄疸。凡婴儿出生后 2～3 日出现黄疸，于 10～14 日内消退，若是早产儿可延迟到第 3 周才消退，其他情况一般良好，此为生理性黄疸；若 7～10 日后，黄色未退或加重，或兼见其他症状，则需进一步诊疗。生理性黄疸 2～3 周后可消退，病理性黄疸如因先天缺陷，胆道不通，胆液不能疏泄，横溢肌肤而发黄需对症治疗。中医学认为新生儿黄疸为病，或由于孕母感受湿邪，郁而化热，湿热熏蒸，传入胎儿；或寒湿阻滞，遗于胎儿；或湿热蕴郁，瘀阻内积，郁结于里，均导致胎儿脾胃运化失常，气机不畅，熏蒸肝胆，胆失条达，以致胆液外泄，而发为此病。本病中医学称"胎黄""胎疸"等。

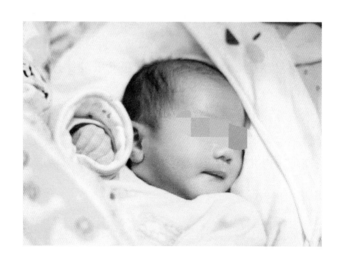

【病因病机】

形成胎黄的病因很多，主要为胎禀湿蕴。由于孕母素蕴湿盛或内蕴湿热之毒，遗于胎儿；或因胎产之时，出生之后，婴儿感受湿热邪毒所致。若孕母体弱多病，气血素亏，可致胎儿先天禀赋不足，脾阳虚弱，湿浊内生；或生后为湿邪所侵，湿从寒化，寒湿阻滞。还有小儿禀赋不足，脉络阻滞，或湿热蕴结肝经日久，气血郁阻，均可形成本病。

胎黄的病变脏腑在肝胆、脾胃。其发病机制主要为脾胃湿热、寒湿内蕴，肝失疏泄，胆汁外溢而致发黄，久则气滞淤积。因病因、病程、体质的差异，证候有湿热郁蒸、寒湿阻滞、气滞淤积的区别。湿热郁蒸者，热为阳邪，故黄色鲜明如橘皮。热毒炽盛，黄疸可迅速加深，而湿热化火，邪陷厥阴，则会出现神昏、抽搐之险象。若正气不支，气阳虚衰，可成虚脱危证。寒湿阻滞者，寒为阴邪，故黄色晦暗。气滞淤积因气机不畅，肝胆失常，络脉淤积而致，其黄色晦暗，伴肚腹胀满，右胁下结为痞块。

【辨证论治】

阳黄是热毒实邪所为，其黄如橘色鲜明。阴黄为寒湿所致，其黄色晦暗。但临床发现仅用阴黄、阳黄尚不能全面反映其复杂病情，所以临床一般将小儿黄疸分为湿热型、热毒型、瘀滞型、脾湿型 4 种。

（一）湿热型

主证：全身皮肤、面目发黄，色较鲜明，并见发热，烦躁，啼哭不安，口渴，尿少色黄，呕吐，便秘，舌质红，苔黄腻，脉滑数。

治疗原则：清热利湿，健脾退黄。

处方：补脾经 300 次，清胃经 100 次，清大肠 200 次，板门推向横纹 100 次，清天河水 200 次，揉天枢 100 次，摩腹揉脐 2 分钟。

方义：补脾经、清胃经，能清中焦湿热；清大肠、揉天枢，能清利肠腑湿热积滞；清天河水，能清利湿热；板门推向横纹、摩腹揉脐能健脾退黄。

（二）寒湿型

主证：身、目、尿俱黄，日久不退，黄色晦暗，面色少华，不思乳食，纳少腹胀，食后易吐，大便稀薄或完谷不化，舌淡，苔白腻，脉细缓。

治疗原则：温中散寒，化湿退黄。

处方：补脾经 300 次，补大肠 200 次，板门推向横纹 100 次，推三关 100 次，揉外劳宫 50 次，揉脐 100 次，摩腹 2 分钟，按揉足三里 30 次。

方义：推三关、揉外劳宫，能温阳散寒；补脾经、揉脐、摩腹、按揉足三里，能健脾助运化湿；板门推向横纹能化湿退黄。

（三）瘀结型

主证：身、目、尿俱黄，黄色较深且晦暗，逐渐加重，纳少易吐，腹部膨隆，大便溏，色如陶土，时伴腹痛，皮肤有瘀斑，兼见衄血，舌暗红或微紫，苔黄，指纹紫滞，脉细涩。

治疗原则：活血化瘀，健脾消积。

处方：清肝经 100 次，清心经 100 次，补脾经 300 次，补大肠 200 次，推四横纹 200 次，推三关 100 次，揉外劳宫 50 次，揉脐 100 次，摩腹 2 分钟，按揉足三里 30 次。

方义：推三关、清心经、推四横纹能活血祛瘀，疏理气机；清肝经能清热利湿退黄；补脾经、补大肠，可清热利湿，揉外劳宫能化瘀消积；揉脐、摩腹、按揉足三里能健脾消积退黄。

（四）脾湿型

主证：小儿皮肤发黄，日久不易退，其色晦暗，面色无华，体质消瘦，乏力纳少，大便溏软，四肢欠温。

治疗原则：健脾益气，温阳退黄。

处方：补脾经 300 次，补大肠 100 次，揉外劳宫 100 次，推三关 100 次，揉脐 100 次，摩腹 2 分钟，按揉足三里 50 次，按揉脾俞、胃俞各 100 次，按揉大肠俞 100 次，捏脊 10 遍。

方义：补脾经、推三关、揉外劳宫能健脾益气、温阳散寒；补大肠，能固肠实便；揉脐、摩腹、按揉足三里，能健脾和胃、理气调中；按揉脾俞、胃俞、大肠俞能健脾胃、理肠道；捏脊能温阳退黄。

如为胆红素脑病后遗症，有肢体瘫痪、肌肉萎缩症状者，可在瘫痪肢体上以擦法来回擦 5 ~ 10 分钟，按揉松弛关节 3 ~ 5 分钟，局部可用搓法搓热，并在相应的脊柱部位搓擦 5 ~ 10 分钟。每日 2 次，1 周为 1 个疗程。

【注意事项】

（1）妊娠期注意饮食卫生，忌酒和辛热之品，不可滥用药物。

（2）如孕母有肝炎病史，或曾产育病理性胎黄婴儿者，产前宜测定血中抗体，并采取相应预防性服药措施。

（3）婴儿出生后密切观察皮肤颜色的变化，及时了解黄疸出现时间及消退时间。对足月儿 10 日内或早产儿两周内的黄疸，应密切观察其变化。

（4）注意保护新生儿脐部、臀部和皮肤，避免损伤，防止感染。

（5）新生儿注意保暖，提早开奶。

【按语】

注意观察胎黄患儿的全身证候，有无精神萎靡、嗜睡、吸吮困难、惊惕不安、两目直视、四肢强直或抽搐，以便对重症患儿及早发现和治疗。

第四十五节　小儿佝偻病

【病证概述】

佝偻病是由于维生素 D 不足造成钙、磷代谢紊乱，以致骨骼端软骨板不能正常钙化而产生的一种以骨骼病变为特征的全身慢性营养性疾病，也称为软骨病。多见于2岁以下的婴幼儿。本病主要表现为骨骼改变、肌肉松弛、神经兴奋性改变，重症患儿还可有消化和心肺功能障碍，并可影响智能发育和免疫功能。一般分为初期、激期、恢复期、后遗症期。

【病因病机】

肾主骨生髓，脾主肌肉四肢，肝主筋，起约束骨骼和联系关节的作用。先天禀赋不足、后天喂养不当，均可致肝、脾、肾三脏亏虚而发为本病。

（1）胎元失养：孕母饮食不节、五味不调、起居无常、情志失调、日照不足、疾病影响等均可导致胎儿先天肾气不足，胎元失养，直接影响胎儿的生长发育。

（2）喂养不当：脾主运化、主肌肉四肢；肾藏精、主骨生髓；肝藏血、主筋，起约束骨骼和联系关节的作用。小儿脾常不足，乳食喂养不当，损伤脾胃，脾失健运，水谷精微无以化生为气血营养全身，脾肾亏损，气血亏虚，肌肉、骨髓、毛发失养则肌肉松弛、五迟（立、行、发、齿、语）、五软（头、手、足、口、肉）、鸡胸、漏斗胸、手镯或脚镯征、"O"形腿或"X"形腿、发稀色黄、枕秃等；肝气衰，筋不能动则筋脉迟缓；肝阴不足，虚阳上扰则夜惊、多汗、烦躁不安；心气不足则智力发育迟钝，肺气不足则体虚易感。

（3）日照不足：小儿出生后，尤其是冬春季节出生的小儿，户外活动减少，长期日照不足，小儿体内外阴阳失衡，阳化气、阴成形功能失调，影响骨骼发育。

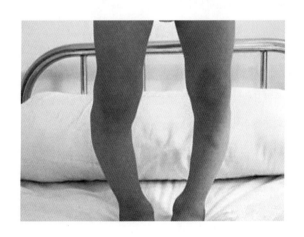

【辨证论治】

（一）脾胃虚弱

主证：头颅骨软，囟门迟闭，方颅，发稀色黄，肌肉松弛，肢体懈怠，不能挺立，面色少华，神情呆滞，形体消瘦或虚胖，纳差，大便溏薄，汗多，舌质淡白，苔薄白，指纹淡红，脉缓。

治疗原则：健脾和胃。

处方：补脾经、补胃经各 500 次，运水入土、揉板门各 200 次，推三关 300 次，摩腹 5 分钟，揉中脘、揉脾俞、揉胃俞、按揉足三里等穴各 1 分钟，捏脊 6 遍。

方义：补脾经、补胃经、运水入土、摩腹、揉中脘、揉脾俞、揉胃俞、按揉足三里健脾和胃以生气血，推三关补气温阳以激发阳气，揉板门运达脾胃上下之气，捏脊从整体上调阴阳、理气血、通经络以增强体质。

（二）肝肾亏虚

主证：头颅骨软，囟门迟闭，方颅，毛发稀少，枕秃，甚至秃发，数岁不语或言语不清，齿，发生迟，立、行、走较迟，四肢无力，肋骨串珠，鸡胸，漏斗胸，手镯或脚镯征，"O"形腿或"X"形腿，发育迟缓，面色无华，神情淡漠，夜惊，多汗，烦躁不安，舌质淡，苔少，指纹色淡，脉迟无力。

治疗原则：补益肝肾。

处方：补肾经 500 次，补肺经、推三关各 300 次，揉二人上马、捣小天心各 200 次，摩腹 5 分钟，揉百会、揉丹田、补脾经、揉肾俞、按揉足三里等穴各 1 分钟，捏脊 6 遍。

方义：补肾经、揉肾俞以滋肾养肝，补肺经以补肺益气，揉二人上马、捣小天心以清虚热、安神，揉丹田以培元，揉百会升阳以固肾气，推三关补气温阳以激发阳气，补脾经、摩腹、按揉足三里健脾和胃以生气血，捏脊从整体上调阴阳、理气血、通经络以增强体质。

【注意事项】

（1）孕妇或小儿应加强户外活动，多晒太阳，平均每日户外活动时间应在 1 小时以上，并多暴露皮肤。

（2）提倡母乳喂养，及时添加辅食，每天补充维生素 D 及钙剂或注意选用含钙、维生素丰富的食物，如鸡蛋、奶制品、鱼类、瘦肉、动物肝脏、胡萝卜等。

（3）患儿不宜久坐久站，以防发生骨骼变形。

【按语】

儿童 BALP（骨碱性磷酸酶）是成骨细胞的表型标志物之一，它可直接反映成骨细胞的活性或功能状况。当小儿体内维生素 D 缺乏时，骨钙化不足，成骨细胞活跃，BALP 活性上升，其改变先于影像学变化，因此，BALP 的特异性、灵敏度、准确性等均优于血清钙、磷、碱性磷酸酶的总活性测定，是诊断小儿佝偻病的敏感指标，有利于佝偻病的早发现、早诊断。

第五章
治病不如防病，
保健才是健康根本

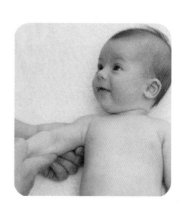

随着经济的发展和"治未病"理念的深入人心，小儿保健推拿在全国各地被越来越多的患儿家长所认可，并且很多临床小儿推拿医生以传统中医理论为基础，结合小儿的生理病理特点，创造出很多行之有效的小儿保健推拿方法，如安神、健脾、保肺、益智、防感冒、病后调养、消食积、助增长等。还有一些医家将以现代医学理论为基础的"婴儿抚触""康复正畸""健体塑形"与传统方法和理念相结合，创造出现代小儿保健推拿方法，最终带动了以传统医学理论为基础的小儿保健推拿法更快的普及和发展。

第一节 小儿保健推拿概述

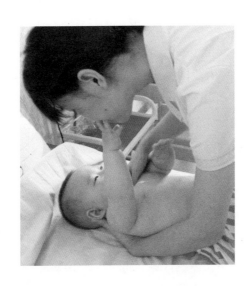

小儿保健推拿在我国有悠久的历史，据记载在 2000 多年前已有应用，并在民间有多种小儿保健推拿操作方法的传承，如唐代孙思邈所著《千金要方》中记载"小儿虽无病，早起常以膏摩囟上及手足心，甚辟风寒"中的小儿膏摩囟门保健推拿法，在民间仍有应用。

由于小儿保健推拿与小儿医疗推拿不同，是在未病小儿中应用，以预防疾病、促进发育和强身健体为目的。很多医家应用了小儿预防保健推拿方法，并在各自的著作上留有记载，如清代吴尚先所著《理瀹骈文·儿科》中记载："小儿初生三日内，以手指蘸鸡蛋清，自脑后风门骨节……至尾闾节……男左旋，女右旋，按背脊骨逐节轻揉，周而复始。不可由下擦上，有黑毛出如发，愈揉愈出，务令揉尽，可以稀痘，且免惊风。六七日再揉，并揉前心、手足心、肩头有窝处……此方预免惊风却妙。"提出了预防小儿惊风的详细推拿保健法。由于多数方法太过玄妙，疗效不易被临床证实，未被患儿家长和临床医家接受，因此有些方法在临床传承中散失或湮没了。近年来由于临床医生对中医古籍的整理和对民间传统方法的重视，越来越多的小儿传统保健推拿方法被发掘使用，呈现出各种小儿保健推拿方法混合应用的现象。

小儿保健推拿是在小儿无病的情况下，根据小儿的生理特点而设计和采用的有助于防止小儿疾病的发生，保持小儿正常生长发育与强健身体的推拿方法。其中由于传统医学认为小儿心、肝常有余，脾、肺、肾常不足的五藏偏盛偏衰特点，所以在小儿保健推拿法中常以补脾、肺、肾之不足，泻心、肝之有余而采用补虚泻实之法为推拿手法操作原则。大多数小儿保健推拿法有手法轻柔、配穴较少、方法简便、极少痛苦、安全可靠等特点，易于被家长和小儿所接受。

1. 小儿保健推拿应用范围。小儿保健推拿法适用的对象一般是 6 岁以内，有部分强健身体的方法可用到 14 岁即青春期以内，青春期以上适用于成人保健推拿。有重大疾病正在发作的小儿，如心脏病、肿瘤、皮肤感染性疾病以及肌肤破损、烫伤、正在出血的部位等，不宜采用保健推拿法。

2. 小儿保健推拿注意事项

（1）小儿保健推拿的操作顺序，一般是先头面，次上肢，然后是胸腹、下肢前侧，最后是腰背、下肢后侧。即先上后下，由前到后。

（2）由于小儿肌肤柔嫩，手法要求轻快柔和、平稳扎实，并且要用介质，如滑石粉、爽身粉、按摩油、姜葱汁等，防止皮肤破损。

（3）小儿保健推拿每日操作 1 次，每次 10 ~ 15 分钟。在小儿患病期间可暂停，待其痊愈后方可继续进行。

（4）如有些小儿家长在家自行操作，应在小儿推拿医生指导后方可进行。

3. 小儿保健推拿的分类。目前全国各地应用的小儿保健推拿法比较多，有传统和现代两大类，为便于记忆和掌握，我们根据临床应用习惯，将其按操作方式、应用目的和保健部位 3 种方法来分类。

（1）按操作方式分类：可分为仰卧位保健推拿法、俯卧位保健推拿法。

（2）按应用目的分类：可分为安神保健推拿法、健脾保健推拿法、保肺保健推拿法、益智保健推拿法、防感冒保健推拿法和病后调养保健推拿法等。

（3）按保健部位分类：可分为眼保健按摩法、小儿膝关节保健推拿法、小儿踝关节保健推拿法、小儿脊柱保健推拿法、小儿肩关节保健推拿法和小儿腕关节保健推拿法等。

第二节　小儿保健推拿分类

一、按操作方式分类

（1）仰卧位保健推拿法

处方：补脾经、补肾经各 200 次，扩胸运动、伸展运动各 6 次，掌揉中脘 100 次，摩腹 3 分钟，按揉足三里 2 分钟，下蹲运动 6 次。

操作方法：

1）医者用一手固定小儿手掌，另一手用拇指罗纹面旋推小儿脾经穴各 200 次，然后旋推肾经穴各 200 次。

2）医者双手分别握住小儿两腕部，并将其放于小儿胸上，然后水平向两侧外展，反复操作扩胸运动 6 次。

3）医者双手分别握住小儿两手，将其放于小儿大腿两侧，然后使其两臂伸直上举，经股前、胸前至头上方，反复操作伸展运动 6 次。

4）医者用手掌根部顺时针揉中脘 100 次，顺时针摩腹 3 分钟，双手拇指同时按揉足三里 3 分钟，以有酸胀感为佳。

5）医者双手分别握住小儿两足，然后左右交替屈伸小儿膝髋关节做下蹲运动各 6 次。

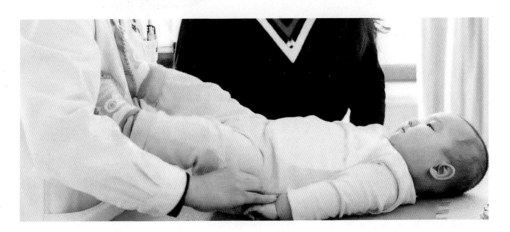

（2）俯卧位保健推拿法

处方：捏脊5次，推背、摩背各6次，拍腰背下肢3次。

操作方法：

1）医者用拇指罗纹面顶住皮肤，示、中二指前按，三指同时用力捏住皮肤，两手交替移动向前，边推边捏边拿。自长强穴开始，沿着督脉向上至大椎穴止为一遍。每次捏5遍。为了加强刺激，可从第二遍起，每捏3次向上提拿1次，即捏三提一法。

2）医者用单手中指贴在督脉上，示指、无名指分别置于两侧膀胱经上，从颈段风府、风池穴起，自上而下单向推至腰骶部6次。

3）医者用手掌直摩小儿脊背，由颈后从上至下直摩至臀部，反复操作6次。

4）医者用手掌轻拍小儿背腰和下肢后侧，反复操作3次。

二、按应用目的分类

（1）安神保健推拿法

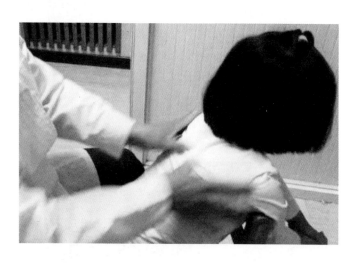

14岁以内小儿神经系统发育未全，对外界事物的刺激，易引起强烈的反应。所以小儿病理特点为心气有余，见闻易动，耳闻异声则易受惊恐，因此小儿的精神调摄保健极为重要。应用安神保健推拿法能养心安神、滋阴养血，是小儿常用的保健方法。

处方：拍心俞、厥阴俞各50次，按揉心俞30次，推背50~100遍，猿猴摘果30次。

操作方法：

1）家长怀抱小儿，使小儿背部朝向医者，医者用掌心轻拍小儿背部心俞、厥阴俞各 50 次，拍时要用空拳，即指掌关节微屈，动作轻柔要有节奏，然后用拇指、示指指面分别按揉双侧心俞各 30 ～ 50 次。

2）姿势同上，医者用单手中指贴在督脉上，示指、无名指分别置于两侧膀胱经上，从颈段风府、风池穴起，自上而下单向推至腰骶部 50 ～ 100 遍。

3）猿猴摘果：家长怀抱小儿取抱坐势，医者与小儿面对面坐正，医者以两手食指、中指夹住小儿的耳尖向上提捏 5 ～ 10 次，再用双手拇指、示指捏住双耳垂向下拉 3 ～ 5 次，最后双手轻捧小儿头部左右摇动 3 ～ 5 次。

（2）健脾保健推拿法

小儿生长发育所需的营养物质，均需脾胃化生之气血供应。而 6 岁以内婴幼儿藏府形态发育未全，肠胃娇嫩，运化无力，而且生长发育快，所需水谷精微较多，故小儿脾胃运化水谷的负荷相对过大，应用健脾保健推拿法可健脾和胃，增强食欲，调理气血，并能提高小儿身体素质，增强抵御疾病的能力。因此，小儿脾胃保健推拿法是保护儿童健康成长的重要方法，是大多数保健推拿操作的必用方法。

处方：补脾经、摩腹各 5 分钟，揉足三里 3 分钟，捏脊 3 ～ 5 次。

操作方法：

1）补脾经：小儿仰卧位，医者用拇指桡侧或罗纹面在双侧脾经穴旋推共 5 分钟。

2）摩腹：小儿仰卧位，医者以掌心或四指并拢罗纹面，按顺时针方向，摩动整个腹部 5 分钟。

3）揉足三里：小儿仰卧位，医者以双手拇指罗纹面同时揉双侧足三里 3 分钟。

4）捏脊：小儿俯卧位，医者用拇指罗纹面顶住皮肤，示、中二指前按，三指同时用力捏住皮肤，两手交替移动向前，边推边捏边拿。自长强穴开始，沿着督脉向上至大椎穴止为一遍。每次捏 3 ～ 5 遍。为了加强刺激，可从第二遍起，每捏 3 次向上提拿 1 次，即捏三提一法。最后两拇指在脾俞、胃俞、肾俞处按揉 2 分钟，以加强疗效。

（3）保肺保健推拿法

小儿藏府娇嫩，腠理不密，卫外功能未固，且小儿肺常不足，因肺为清虚之体，不耐寒热，每当气候稍变，寒温失常之时，极易感受外邪，故呼吸系统疾患为小儿最常见病种。因此，保肺保健推拿法在小儿保健推拿中占有重要地位。

处方：

1）揉外劳宫 300 次，黄蜂入洞 300 次，按肩井 10 次。

2）清肺经、清肝经、补脾经、清天河水各 5 分钟。

3）补脾经 300 次，揉手足心各 50 次，揉膻中 100 次，拍肺俞 50 次，拿肩井 10 次。

操作方法：根据小儿体质特点选用不同处方，易患感冒小儿选处方 1）；经常烦躁易动小儿选处方 2）；常易伤食、感冒交替出现小儿选处方 3）。

1）家长怀抱小儿取抱坐势，医者与小儿面对面坐正。医者以两手拇指罗纹面同时揉双侧外劳宫 300 次；然后用一手固定小儿头部，另一手示指、中指罗纹面分别置小儿鼻翼两旁作上下环形揉动 300 次（黄蜂入洞）；最后双手食指、中指罗纹面同时按双肩井穴 10 次。

2）家长怀抱小儿取抱坐势，医者与小儿面对面坐正。医者一手同时捏住小儿示指和无名指，另一手拇指桡侧缘沿小儿示指、无名指罗纹面同时自指根推向指尖 5 分钟；然后医者用拇指桡侧缘或罗纹面在脾经穴旋推 5 分钟；最后医者示指、中指两指并拢，自小儿腕横纹推向肘横纹 5 分钟。

3）小儿仰卧位，医者用拇指桡侧或罗纹面在双侧脾经穴旋推各 300 次；然后用双手拇指或食指、中指揉手足心劳宫和涌泉穴各 50 次；用双手拇指从第一、第二肋间隙的胸肋关节向两边分推，依次做第二、第三，第三、第四，第四、第五肋间隙操作各 50 次；用中指揉膻中 100 次。家长怀抱小儿，使小儿背部朝向操作者，医者用掌心轻拍小儿背部肺俞 50 次，拿肩井 10 次。

（4）益智保健推拿法

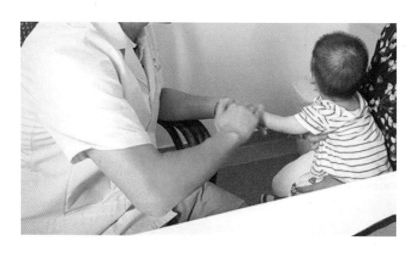

小儿的正常发育，是由肾的元阴元阳相互协助、相互支持、相互影响的结果。肾藏精生髓，髓又上通于脑，故精足则令人神智聪慧。故益智保健推拿法能促进小儿智力开发，身心健康，精神愉快。

处方：

1）揉二人上马30分钟至1小时。

2）推五经100次，捏十王各20次，摇四肢关节各20次，捻十指及十趾各5遍，捏脊5遍。

操作方法：先天不足，脑发育不全者选处方1），二人上马穴能补肾益精，健脑益智，独穴多揉久推，能大补肾中水火，壮元气，填精髓；后天发育较差者选处方2）以固本培元，强健腰膝，促进生长发育。

1）二人上马穴在手背无名指与小指掌骨头之间的凹陷中。揉二人上马是将小儿小指屈曲于掌心，医者以拇指或中指罗纹面左右揉30分钟至1小时。

2）小儿仰卧位，医者以左手托小儿左手使手心向上，右手五指并拢合于小儿掌上，从其掌根开始，沿手掌顺指根向指尖方向推，反复操作100次。医者捏十王各20次，然后摇小儿四肢腕、髋、踝关节各20次，再用拇指、示指罗纹面捻小儿十指及十趾各5遍。小儿俯卧位，医者以双手拇指、示指罗纹面捏脊5遍，重提肾俞、脾俞、心俞各5次，并按揉3次，然后中指放督脉大椎穴上，示指、无名指分别置足太阳膀胱经两侧风门穴上，自上而下反复推10遍。

（5）防感冒保健推拿法

小儿肺常不足，易为外邪所侵，故提高免疫力、防止感冒的小儿保健推拿法深受小儿家长重视。

处方：摩面部100次，黄蜂入洞50次，揉耳垂3分钟，按揉合谷、曲池穴各50次，擦背1分钟。

操作方法：

1）小儿仰卧位，医者两手掌擦热，用手掌掌根或鱼际处按在小儿前额，先按顺时针方向环摩面部50次，再按逆时针方向摩面50次，使面部微红有温热感。

2）以两手食指在鼻两侧作快速上下推擦50次，用力不宜过重，以局部产生的热感向鼻腔内传导为佳。

3）以双手拇指和示指搓揉双侧耳垂，反复操作3分钟，以耳垂发红、发热为佳。

4）按揉合谷、曲池穴各50次。

5）小儿俯卧位，医者以全掌横擦肩背部 1 分钟，以透热为佳。

（6）病后调养保健推拿法

小儿病后调养，近年受到越来越多的小儿推拿医生重视。虽然小儿疾病过后，主症消失，但身体各藏府功能未能调理正常，一是可影响小儿发育，二是可因小儿饮食不节，劳力失当，出现疾病复发或变症迭出而产生食复和劳复，所以一般在小儿病症消失后，医者可根据小儿体质和生理特点，采用增加 1 ~ 2 次病后调养保健推拿法或嘱其家长自行操作此法数次以避免食复和劳复的发生。

1）预防食复：热病之后，胃气尚虚，余邪未尽，小儿多思食，若纳谷太骤，致余邪挟食滞而复发热，应为食复。应用调养保健推拿法，调理病后脾胃，能增加脾胃功能，预防食复出现。

处方：分手阴阳 50 次，清补脾经各 300 次，逆运八卦 50 次，摩中脘 100 次，按弦走搓摩 50 次。

操作方法：①小儿仰卧位，医者两手食指、中指两指挟持小儿左手腕，两手拇指自其大小鱼际中点向两旁分推 50 次，为分手阴阳。②医者右手拇指蘸滑石粉，将小儿拇指伸直，自其桡侧指尖推向指根，再由指根推向指尖各 300 次。③医者左手拇指按小儿左手离卦上，右手拇指罗纹面自乾兑作逆运 50 次。④医者用右手作顺时针或逆时针摩中脘各 100 次。⑤小儿坐位背对医者，医者两手掌贴儿两胁，自腋下搓推到髂前上棘，单向操作 50 次。

2）预防劳复：患儿大病瘥后，因气血津液未复，应当适当休息，减少活动，否则活动剧烈，过分疲劳，可引起再度发热，谓之劳复。应用益气养阴，柔肝补虚的方法可防治劳复。

处方：合阴阳 100 次，补脾经 300 次，揉肾顶、揉涌泉各 100 次，推脊 5 遍。

操作方法：①家长怀抱小儿取抱坐势，医者与小儿面对面坐正。医者两手食指、中指挟持小儿手腕，两手拇指自阴池、阳池向小天心方向合推 100 次。②医者用右手拇指屈曲推小儿左手拇指关节，自屈曲的指关节侧面推向指根 300 次。③医者以右手拇指固定小指，以右手中指揉肾顶 100 次。④医者用两手示指、中指、无名指、小指固定小儿的一足，暴露涌泉穴，用两手拇指自足心向足趾方向单向推 100 次。⑤小儿俯卧位，医者以右手示指、中指自风门向下推脊 5 遍。

（7）消食积保健推拿法

小儿脾常不足，脾胃消化功能较弱，平素若是暴饮暴食，容易为饮食所伤。小儿因内伤乳食，停滞不化，气滞不行，进而导致不思饮食，食而不化，久之会影响小儿正常的生长发育。故使用消食化积的保健推拿法能够帮助小儿恢复正常的脾胃消化功能，有益于小儿的生长发育。

处方：补脾经 300 次，揉板门 300 次，顺运内八卦 100 次，揉中脘 100 次，摩腹 3 分钟，分腹阴阳 200 次，揉天枢 100 次，按揉足三里 100 次，按揉脾俞、胃俞各 100 次，捏脊 5 遍。

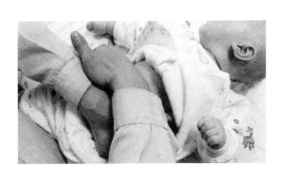

操作方法：

1）补脾经：小儿取仰卧位或坐位，医者一手固定小儿手掌，另一手用拇指罗纹面旋推小儿拇指罗纹面 300 次。补脾经能起到健运脾胃的作用。

2）揉板门：小儿取仰卧位或坐位，医者一手固定小儿手掌，另一手用拇指按揉小儿手掌大鱼际处 300 次。揉板门有消食导滞、增强脾胃消化功能的作用。

3）顺运内八卦：小儿取仰卧位或坐位，医者一手固定小儿手掌，掌面向上，以拇指罗纹面在小儿手掌内按乾、坎、艮顺序顺时针在八卦经穴处作顺时针运法 100 次。

4）揉中脘：小儿取仰卧位，医者用手掌根部或示、中、环三指合并顺时针揉中脘 100 次。

5）摩腹：小儿取仰卧位，医者沿着小儿脐周做顺时针方向摩腹，时间为 3 分钟。

6）分腹阴阳：小儿取仰卧位，医者以掌根大鱼际或四指罗纹面，沿肋弓下缘从中间向两旁作分推 200 次。

7）揉天枢：小儿取仰卧位，医者用双手拇指按揉天枢穴 100 次。

8）按揉足三里：小儿取仰卧位或坐位，医者以双手拇指罗纹面同时按揉双侧足三里 100 次。

9）按揉脾俞、胃俞：小儿取俯卧位，医者用两手拇指罗纹面按揉脾俞、胃俞各 100 次。

10）捏脊：小儿取俯卧位，医者用拇指罗纹面抵住皮肤，示、中二指前按，三指同时用力提捏住皮肤，双手交替向前推移，自龟尾沿着督脉向上直至大椎穴处止为一遍，如此反复操作 5 遍。为增强疗效，可从第 2 遍起，每捏 3 下便向上提拿 1 次，即捏三提一。

（8）助增长保健推拿法

小儿为纯阳之体，生长发育迅速。小儿正常的生长需要依靠肾之元阴元阳相互协助支持、相互影响而成。但小儿肾之阴阳均为稚阴稚阳，稚阴未充，稚阳未长，小儿气血未充，肾气未固，肾为先天之本，肾主骨生髓，肾藏精，因此容易产生由于肾气不足、肾精失充而导致的小儿生长发育迟缓等病症。脾为后天之本，小儿由于后天喂养、饮食起居不当，导致脾胃受损，后天之本不能充实，也容易导致生长的迟缓。小儿处于生长发育的旺盛时期，年龄越小生长发育越快，所以能够帮助小儿生长的方法深受小儿家长青睐。

处方：按揉百会 100 次，补脾经 300 次，顺时针摩腹 3 分钟，揉涌泉 100 次并擦足底，按揉脾俞、肾俞各 100 次，捏脊 5 遍。

操作方法：

1）按揉百会：小儿取坐位或仰卧位，医者用拇指或中指按揉小儿的百会穴 100 次。百会为督脉经穴，督脉通于脑，按揉百会穴有通调阳气、清利头目、安神定志的功效，有助于小儿睡眠质量的提升，从而有助于生长发育。

2）补脾经：小儿取仰卧位或坐位，医者用拇指旋推小儿拇指罗纹面 300 次，起到健运脾胃之功。

3）摩腹：小儿取仰卧位，医者用手掌沿着小儿脐周做顺时针方向摩腹，时间为 3 分钟，可起到调理脾胃、补益气血的作用。

4）揉涌泉：小儿取仰卧位，医者用拇指按揉小儿足底涌泉穴 100 次，并用手掌尺侧擦小儿足底，以透热为度。

5）按揉脾俞、肾俞：小儿取俯卧位，医者用双手拇指或单手的示、中二指按揉小儿的肾俞及脾俞各 100 次。

6）捏脊：小儿取俯卧位，医者用拇指罗纹面抵住皮肤，示、中二指前按，三指同时用力提捏住皮肤，双手交替向前推移，自龟尾沿着督脉向上直至大椎穴处止为一遍，如此反复操作 5 遍。为增强疗效，可从第 2 遍起，每捏 3 下便向上提拿 1 次，即捏二提一。捏脊为小儿保健最常用的手法之一，具有通调阴阳、理气和血、调整藏府功能的作用。

三、按保健部位分类

（1）眼按摩保健法

眼按摩保健法是通过推拿手法对穴位的刺激，达到疏通经络，调和气血，增强眼周围肌肉的血液循环，改善眼部神经的营养，使眼肌的疲劳得以解除，预防近视。一般此法应用于6岁以上学龄儿童在用眼时间过长或课余时自我操作的保健按摩法，又称眼保健操。

处方：揉攒竹64次，掐揉鱼腰64次，揉丝竹空64次，挤揉睛明64次，揉太阳64次，揉四白64次，刮眼轮64次，拿风池、曲池、合谷各5次，按揉颈部棘突各8次，摇颈耸肩各8次。

操作方法：

1）屈膝正坐，双手放在膝上，静坐2分钟。

2）双手上举，上臂向内微收，双手拇指桡侧端依次揉攒竹、鱼腰、丝竹空、太阳、四白各64次，而其他四指微屈如握空拳支持在额上。

3）以左手或右手拇指、示指分别置于双侧睛明穴上，作相对用力地挤捏，以局部酸胀为佳。

4）以双手食指第二指节桡侧刮眼眶，自上而下为一圈，共64次。

5）双上肢肘关节屈曲，双手上举，以中指按风池，然后从第一颈椎棘突至第七颈椎棘突自上而下各揉8次，再用双手食指、中指、无名指推颈椎旁肌肉，自上而下8遍。

6）摇颈耸肩，低头自左向后向右再向前，反复8次，双肩关节耸动向前8次，向后8次。

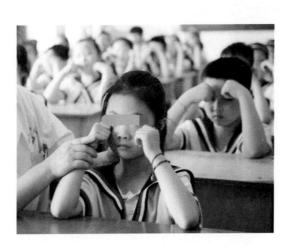

（2）小儿膝关节保健推拿法

小儿处于生长发育阶段，各肌腱韧带力量不足，膝关节稳定性较差，而且小儿易动，常使膝关节损伤，所以常作小儿膝关节保健推拿法可增强膝关节的稳定性和灵活度。

处方：揉髌周3分钟，揉膝周3分钟，按血海、梁丘、鹤顶、阴陵泉、阳陵泉各30秒，按揉膝后2分钟，点委中、风市各30秒。

操作方法：

1）小儿仰卧位，医者用双掌或双手拇指揉髌周内侧缘3分钟，以局部发热为佳，医者手掌放于髌骨上，向上下左右各方向推动髌骨各6次。

2）多指拿揉膝关节周围3分钟。

3）用双手拇指按揉血海、梁丘、鹤顶、阴陵泉、阳陵泉各30秒。

4）小儿俯卧位，医者用手掌自上而下按揉膝关节后方2分钟。

5）点按委中、风市各30秒。

（3）小儿踝关节保健推拿法

小儿踝关节周围肌肉力量弱，在运动时常易引起损伤，可对一些经常踝关节扭伤或下肢力量较弱的小儿作踝关节保健推拿法可防止扭伤和摔倒。

处方：掌揉内、外踝各3分钟，按揉解溪、丘墟各2分钟，摇踝20次，拿揉跟腱2分钟，按昆仑、太溪各2分钟，擦涌泉1分钟。

操作方法：

1）小儿仰卧位，医者用双掌或双手拇指揉内、外踝周围各3分钟。

2）双拇指按揉解溪、丘墟各2分钟，以局部酸胀感明显为佳。

3）医者一手握住小腿下段以固定，另一手握住足掌，拔伸后摇踝20次。

4）小儿俯卧位，医者拿揉跟腱2分钟，按昆仑、太溪各2分钟。

5）小儿屈膝，足底朝上，医者一手握踝以固定，另一手擦涌泉1分钟。

（4）小儿脊柱保健推拿法

小儿脊柱在生长发育过程中，可由于小儿坐姿不当等因素而出现侧弯畸形，可通过定期进行小儿脊柱保健推拿法来一定程度地预防脊柱畸形。

处方：掌推脊柱2分钟，掌揉腰背部3分钟，按脊柱5次，点按身柱、至阳、命门各1分钟，捏肩1分钟，扭肩10次。

操作方法：

1）小儿俯卧位，医者用双掌由上至下掌推脊柱2分钟。

2）医者用单掌根由上至下沿脊柱两侧按揉腰背部 3 分钟。

3）医者用双手叠掌由上至下匀速按压脊柱 5 次，可出现关节松动声。

4）点按身柱、至阳、命门各 1 分钟。

5）小儿坐位背对医者，医者两手掌捏双肩上部 1 分钟，双手拿两肩上部左右扭肩 10 次。

（5）小儿肩关节保健推拿法

小儿肩关节较松弛，易受到牵拉而脱位，可经常使用小儿肩关节保健推拿法来预防。

处方：按揉肩周 3 分钟，按揉肩髃、中府各 2 分钟，拿揉颈肩 2 分钟，摇肩 5 次，搓肩 1 分钟。

操作方法：

1）小儿坐位，肩部朝向医者，医者用多指按揉肩周及上臂各肌腱 3 分钟，用拇指按揉肩髃、中府各 2 分钟，以局部有明显酸胀感为佳。

2）医者多指拿揉颈肩部斜方肌、肩胛提肌 2 分钟。

3）医者一手拿按住小儿肩上部，另一手握按住小儿肘部作肩关节内外旋及环转摇动 5 次，最后双手夹住小儿肩部搓动 1 分钟，以透热为佳。

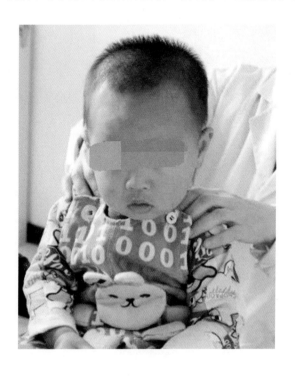

（6）小儿腕关节保健推拿法

腕关节是人体使用最多的关节，小儿腕关节使用灵活度较差，易出现腕关节劳损，多做小儿腕关节保健推拿法可促进腕关节正常发育，以防止劳损。

处方：按揉指间、掌指关节2分钟，摇腕5次，按揉内关、外关、手三里各2分钟，揉捏腕关节2分钟，抹手背5次。

操作方法：

1）小儿坐位，面对医者。医者用双手多指按揉指间、掌指关节2分钟。

2）医者一手握住腕关节上部以固定，另一手握住小儿手指，作腕关节背伸、掌屈及环转摇动5次。

3）按揉内关、外关、手三里各2分钟，揉捏腕关节2分钟。

4）医者双手握住小儿手指远端进行腕关节拔伸，然后用双手拇指罗纹面交替抹小儿手背5次。